CARLSEN

Derek Humphry

In Würde sterben

›Final Exit‹

Praxis Sterbehilfe
und Selbsttötung

Aus dem Amerikanischen
von Christian Quatmann

CARLSEN

Dem Gedenken an Emily Gilbert, Janet Adkins
und Virginia Harper zugeeignet

1. Auflage 1992
Alle deutschen Rechte bei Carlsen Verlag GmbH, Hamburg 1992
Originalcopyright © 1991 by Derek Humphrey
Originalverlag: THE HEMLOCK SOCIETY; Eugene, Oregon/USA
Originaltitel: FINAL EXIT
Umschlaggestaltung Ingrid Hensinger
Lektorat Wolfgang Schuler
Gesetzt aus der Century Schoolbook bei Dörlemann-Satz, Lemförde
Druck und Bindung Pustet, Regensburg
ISBN 3-551-85001-1
Printed in Germany

Inhalt

Editorische Vorbemerkung

Die Übersetzung dieses ursprünglich in den USA erschienenen Buches hat gleich mehrere Probleme aufgeworfen. Gesetze, Rechtsprechung, pharmazeutisches Angebot, Alterspflege und medizinische Betreuung sind in Amerika zum Teil ganz anders als in Deutschland. Daher haben wir einerseits einige Passagen gestrichen, die allzusehr auf amerikanische Verhältnisse eingehen, andererseits aber Ergänzungen, insbesondere solche juristischer Art, vorgenommen, wenn uns das für die deutschen Gegebenheiten notwendig erschien.

Zu den anders gelagerten Umständen in den USA gehören auch die meisten Medikamentenbezeichnungen, die nicht immer ohne weiteres durch deutsche zu ersetzen sind. Es sei hier auf die internationalen Apotheken verwiesen, über die Medikamente aus anderen Ländern bezogen werden können. Die Wirkstoffnamen sind dagegen international gleich.

Ausdrücklich betonen wir, daß dieses Buch für Menschen gedacht ist, die unheilbar krank sind und zugleich an unerträglichen Schmerzen leiden, so daß sie das Selbstbestimmungsrecht für ihr Lebensende in Anspruch nehmen, also selbst über ihren möglichst schmerzfreien und risikoarmen Tod entscheiden wollen. Es wendet sich aber auch an alle, die sich mit Problemen des Sterbens in der Familie, in der näheren Verwandtschaft oder im

Freundeskreis und natürlich mit der eigenen Sterbeperspektive beschäftigen wollen, wenn nämlich durch Alter und Krankheit eigenverantwortliche Maßnahmen vielleicht nicht mehr möglich sind.

Die Diskussion über passive und aktive Sterbehilfe hat mittlerweile auch in Deutschland begonnen. Sterben und Tod sind nicht länger *das* gesellschaftliche Tabu wie in den vergangenen Jahrzehnten. Möge dieses Buch dazu beitragen, daß einige Probleme klarer gesehen, ihre Lösungen so menschengerecht wie möglich angegangen werden.

Der Verlag

Vorwort

Von Betty Rollin

Meine Mutter litt unter Eierstockkrebs, und ihr Sterben zog sich, wie sie selbst es sah, endlos dahin. Während eines mir unvergeßlichen Besuches klärte sie mich eines Tages über ihre Wünsche auf: »Ich habe ein wundervolles Leben gehabt, aber jetzt ist es damit vorbei, jedenfalls sollte es so sein. Ich habe keine Angst vor dem Sterben, aber ich fürchte mich vor dieser Krankheit und ihren Folgen ... Keinerlei Linderung, immer nur Übelkeit und Schmerzen ... Die Chemotherapie haben sie inzwischen abgesetzt, die Behandlung eingestellt. Und was wird nun aus mir? Ich weiß genau, was jetzt mit mir passiert. Ich werde langsam sterben ... Aber das will ich nicht ... Wem nützt es, wenn ich langsam sterbe? Wenn es meinen Kindern helfen würde, wäre ich dazu ja bereit. Auch Ed [ihr Ehemann] hat gar nichts davon. Ein langsames Dahinsiechen nützt niemandem etwas, niemandem. Ich bin nie für sinnlose Sachen zu haben gewesen. Dies alles muß jetzt ein Ende haben.«

In meinem Buch *Last Wish,* das von dem Kampf meiner Mutter um ihr Recht zu sterben handelt, habe ich beschrieben, wie schwierig dieser Kampf war, wie außerordentlich schwierig es für einen schwerkranken Menschen ist – der vielleicht kaum mehr richtig schlucken kann –, in Anstand und Würde zu sterben, vor allem, wenn

9

er für Gewaltlösungen nichts übrig hat. Unter Würde verstehe ich dabei einen ruhigen und schmerzlosen Tod im Kreis der Familie. Und meine Mutter hatte sogar noch Glück. Sie wachte eines Tages auf und konnte wieder schlucken, und da sie durch meine Nachforschungen wußte, welche Pillen sie nehmen mußte, nahm sie sie und starb friedlich, würdevoll und in Dankbarkeit. Aber sie hatte schon fast zu lange gewartet. »Ja, so ist das«, hatte sie eines Tages gesagt, als sie schon kaum mehr einen Schluck Wasser runterbrachte, geschweige denn dreißig Tabletten, »ich kann erst sterben, wenn es mir wieder bessergeht.«

Ich habe meine Mutter geliebt und liebe sie noch immer. Ich wollte nicht, daß sie stirbt. Egal wie natürlich es auch sein mag, daß Eltern irgendwann sterben, für mich war die Vorstellung, meine Mutter könne einmal nicht mehr unter den Lebenden, nicht mehr Bestandteil meines Lebens sein, fast undenkbar. Auch meine Mutter wollte eigentlich nicht sterben. Als man ihr erstmals die Krebsdiagnose eröffnete, unterzog sie sich ein Jahr lang der fürchterlichsten Chemotherapie. Dann fing der Krebs neuerlich zu wuchern an, und sie entschied sich ein zweites Mal für diese Form der Behandlung. Aber ihr Körper machte schließlich nicht mehr mit, und die Ärzte entschieden, daß es genug sei. Damit war ihr Leben für sie selbst praktisch zu Ende. Wie es ihre Art war, gab sie diesem Gedanken in völlig unsentimentaler Klarheit Ausdruck: »Für mich ist das kein Leben mehr. Leben heißt spazierengehen, meine Kinder besuchen, essen! Weißt du noch, wie gerne ich früher gegessen habe? Heute wird mir schon bei dem bloßen Gedanken an etwas Eßbares übel ... Wenn sich mein Zustand wirklich noch als Leben bezeichnen ließe, dann bestünde für mich überhaupt keine Frage. Aber das hier, das will ich nicht.«

Meine Mutter war naiv genug zu glauben, wenn sie sich einmal zu diesem Entschluß durchgerungen hätte, einer aus ihrer Sicht rationalen und vernünftigen Entscheidung, dann werde sie schon irgendwie die zum Sterben notwendigen Mittel finden. Und sie hatte mit dieser Annahme sogar recht. Für meine Mutter war das Leben zu einer Falle, zu einem Gefängnis geworden, und es gelang ihr tatsächlich zu entfliehen; aber fast hätte sie es nicht geschafft. Ein Arzt nach dem anderen wies unsere Bitte um Hilfe ab (welche und wie viele Pillen?).

In den sechs Jahren, die seit der Veröffentlichung von *Last Wish* vergangen sind, habe ich Hunderte von Briefen erhalten. Etliche der traurigsten stammen von Schwerkranken oder von engen Angehörigen solcher Menschen, die vergeblich versucht haben, sich selbst zu erlösen, und nach ihrem Fehlversuch sogar noch schlimmer zu leiden hatten als vorher. Viele haben Ärzte oder Angehörige um Hilfe gebeten, wurden jedoch abgewiesen; denn in unserer Gesellschaft verstößt zwar der, der sich selbst tötet, nicht gegen das Gesetz, wohl aber, wer Beihilfe zum Freitod leistet.

11

Es grenzt schon fast an tragische Ironie, daß die moderne Medizintechnologie Leben über dessen natürliche Dauer hinaus verlängern kann. Und wenn diese »Wundermaschinen« erst einmal aktiviert sind, dann ist es in fast allen Fällen illegal, sie wieder abzuschalten. Bisweilen nötigt uns der »Fortschritt« höchst schwierige Entscheidungen ab. Und so unnatürlich, manche sagen gottlos, es auch sein mag, sich selbst das Leben zu nehmen: Ist es etwa natürlicher oder gottgefälliger, wenn das Leben oder der Todeskampf eines Menschen durch eine Maschine verlängert wird, bloß weil die Wissenschaft dies inzwischen vermag?

Die Frage, um die es wirklich geht, lautet deshalb: Hat der Mensch das Recht, aus dem Leben zu scheiden, wenn ein unter Qualen erwarteter Tod ohnehin die einzige Perspektive ist? Außerdem: Sollten Ärzte in solchen Fällen legitimiert sein zu helfen? Weil ich gesehen habe, was meine Mutter durchzumachen hatte, und weil ich inzwischen über das Leid anderer Menschen besser informiert bin, beantworte ich diese Fragen für mich selbst mit Ja.

Angesehene Vertreter der Ärzteschaft weisen bisweilen darauf hin, daß Schwerstkranke vielfach den Wunsch zu sterben gar nicht verspürten, sofern sie nur eine angemessene Schmerzbehandlung erhielten. In diesem »sofern« liegt der entscheidende Schwachpunkt der Argumentation.

Manche Menschen möchten jede Sekunde des Lebens auskosten, wie erbärmlich ihr Dasein auch sein mag, und das ist ihr gutes Recht. Aber andere wollen das nicht. Und das sollte ebenfalls ihr Recht sein. Solange dies noch nicht der Fall ist, solange das Gesetz es dem Arzt noch nicht gestattet, einem Menschen, der einen letzten Ausweg sucht, zu helfen, so lange ist Derek Humphrys Buch ein notwendiger Leitfaden.

Einführung

Als meine erste, krebskranke Frau nicht länger die Schmerzen, ihren körperlichen Verfall und die quälenden Lebensumstände ertragen konnte, bat sie mich, ihr dabei zu helfen, ihrem Leben ein Ende zu setzen. Es war eine zugleich konsequente wie erschütternde Bitte.

Doch was sollte ich tun? Ich bin weder Arzt noch Pharmazeut. Die gewaltsame Beendigung eines Lebens etwa durch Erschießen, Erstechen oder Erwürgen war mir zutiefst zuwider, schon allein, weil ich in meiner fünfunddreißigjährigen Laufbahn als Journalist allzuoft die scheußlichen Folgen gesehen hatte.

»Suche einen Arzt, der uns eine tödliche Überdosis gibt, die ich dann einnehmen kann«, flehte Jean mich an. Da ich ihr Leiden nicht länger mit ansehen konnte und davon überzeugt war, daß sie sich diese Bitte reiflich überlegt hatte, willigte ich schließlich ein.

Aber wen sollte ich fragen? Zuerst fielen mir natürlich die drei Ärzte ein, die sie bis dahin sehr gründlich und mit ehrlichem Bemühen behandelt hatten. Sie hatten soviel Zeit in die Therapie investiert, waren jedoch inzwischen zu der Ansicht gelangt und hatten uns dies auch offen mitgeteilt, daß der Tod unabwendbar bevorstand und es keine weiteren therapeutischen Maßnahmen mehr gab.

14

Gleichwohl überlegte ich ernstlich, ob ich nicht einen dieser drei Fachleute bitten sollte, sich durch Beihilfe zum Freitod einer Straftat schuldig zu machen. Für das Strafrecht ist es nämlich ganz gleichgültig, ob jemand sterben will oder wie nahe und unausweichlich sein Tod ist. Sollte später herauskommen, daß einer dieser Ärzte meiner Frau Sterbehilfe geleistet hatte, so würde der Mann sich vor Gericht verantworten müssen und zudem noch die Approbation verlieren.

Daher konnte ich sie unmöglich fragen. Aber dennoch mußte ich Jean helfen, denn sie war ganz und gar auf mich angewiesen.

Dann fiel mir ein junger Arzt ein, den ich vor vielen Jahren anläßlich einer Reportage über medizinische Fragen kennengelernt hatte.

Ich rief »Dr. Joe« an und fragte, ob wir uns einmal treffen könnten. Er lud mich in seine Praxis ein. So erfolgreich und angesehen er inzwischen auch war, hatte er gleichwohl jenes menschliche Mitgefühl nicht verloren, das mir in früheren Jahren an ihm aufgefallen war. Ich berichtete ihm von Jeans unheilbarer Krankheit und daß es ihr erklärter Wunsch sei, möglichst bald zu sterben. Er erkundigte sich eingehend nach dem Stadium der Krankheit, nach den Symptomen und den Therapien, denen sie sich bereits unterzogen hatte.

Als ich ihm erzählte, daß bereits leichteste Bewegungen bei Jean zu Knochenbrüchen führten, beendete er das Gespräch. »Für sie besitzt das Leben keinen Wert mehr«, sagte er. Er erhob sich von seinem Schreibtisch und ging zu dem Medikamentenschrank hinüber. Dort mischte er etliche Pillen, die er mir in einem Fläschchen mit dem Hinweis reichte, ich solle sie in ein süßes Getränk geben, um den bitteren Geschmack zu mildern.

»Die Sache bleibt natürlich unter uns«, sagte er dann und sah mir fest in die Augen.

»Ich gebe Ihnen mein Wort, daß nie jemand von Ihrer Mitwirkung an dieser Sache erfahren wird«, versprach ich ihm. Dann bedankte ich mich und ging.

Als Jean einige Wochen später das Gefühl hatte, daß der rechte Zeitpunkt gekommen sei, bat sie mich um die Tabletten. So weh es auch tat, mir blieb keine Wahl. Den ganzen Vormittag sprachen wir über die zweiundzwanzig Jahre, die wir gemeinsam verbracht hatten. Nachdem ich die Pillen in etwas Kaffee aufgelöst hatte, verabschiedeten wir uns endgültig voneinander. Ich sah zu, wie Jean die Tasse nahm und den Inhalt trank. Ihr blieb kaum mehr Zeit »Auf Wiedersehen, mein Liebling« zu sagen, als sie auch schon eingeschlafen war. Fünfzig Minuten später hörte sie auf zu atmen.

Meine Frau starb 1975, wie es ihrem Wunsch entsprach und wie sie es verdient hatte. Dieses Ergebnis ließ sich allerdings nur unter Inkaufnahme von zwei Straftaten herbeiführen.

Zunächst verstieß der Arzt gegen das Gesetz, indem er Arzneimittel an eine nicht in seiner Kartei registrierte Patientin weitergab, eine Patientin, die er nie persönlich zu Gesicht bekommen hatte. Außerdem hatte er sich der aktiven Beihilfe zum Freitod schuldig gemacht, weil er genau wußte, für welchen Zweck die Medikamente bestimmt waren.

Auch ich hatte mich der aktiven Beihilfe zur Selbsttötung schuldig gemacht, was in Großbritannien, wo ich damals lebte, mit bis zu vierzehn Jahren Gefängnis bestraft wird. In Amerika, wo ich heute lebe, wäre es nicht anders gewesen, weil sich die Gesetze der Vereinigten Staaten und aller übrigen westlichen Länder in diesem Punkt fast völlig gleichen.

Aber haben Dr. Joe und ich uns tatsächlich eines Verbrechens schuldig gemacht, und hätten wir uns dafür eigentlich vor dem Gesetz verantworten müssen? Müßten die veralteten gesetzlichen Bestimmungen nicht vielmehr einer Situation angepaßt werden, die ein ganz neues Verständnis und eine neue Moral verlangt?

Nicht jedermann hat das Glück, einen solchen Arzt zu finden. Außerdem: Warum sollten mitfühlende Ärzte wie Dr. Joe ein so hohes Risiko auf sich nehmen? Wäre ich bei einem polizeilichen Verhör schwach geworden und hätte Dr. Joes Identität preisgegeben, dann wäre er strafrechtlich verfolgt worden und hätte vor dem beruflichen Ruin gestanden. Es gibt andere Fälle, in denen genau dies geschehen ist. Außerdem war es eine einzige Heuchelei.

Die zuständigen staatlichen Stellen wurden auf die Umstände von Jeans Tod erstmals aufmerksam, als ich 1978 unter dem Titel *Jean's Way* die Biographie meiner verstorbenen Frau veröffentlichte. Das Buch erregte solches Aufsehen, daß sich die Staatsanwaltschaft gezwungen sah, mich zu verhören. Als die Polizei bei mir zu Hause erschien, legte ich sofort ein Geständnis ab und erklärte mich bereit, mich vor jedem Gericht für schuldig zu bekennen. Ein paar Monate später erhielt ich ein Schreiben des Staatsanwaltes: Er hatte beschlossen, von einer Strafverfolgung Abstand zu nehmen.

Das Tabu, mit dem früher einmal auch die durch eine unheilbare Krankheit motivierte Selbsttötung belegt war, ist erst 1980 gefallen. Man weiß heute, daß unter älteren Menschen der Freitod relativ verbreitet ist. Zwar ist es durchaus angebracht, daß sich die Sozial- und Gesundheitspolitik dieses Problems annimmt, zugleich sollte man sich aber davor hüten, die angesprochene Praxis rundheraus zu verurteilen. Es gibt inzwischen genügend Hinweise darauf, daß Menschen, die aus Barmherzigkeit, das heißt aus Liebe zu einem nahen Angehörigen, Sterbehilfe leisten, in der Öffentlichkeit, aber auch in juristischen Kreisen zunehmend auf Verständnis stoßen. Intellektuelle wie Arthur Koestler und Bruno Bettelheim, die erst unlängst ihrem Leben ein Ende gesetzt haben, sind mit dieser Entscheidung in der Öffentlichkeit auf weit weniger Ablehnung und Kritik gestoßen als noch der Theologe Pitney van Dusen, der 1975 in fortgeschrittenem Alter den Freitod wählte.

Als Dr. Jack Kevorkian sich 1990 dazu entschloß, Janet Adkins ungeachtet der Kritik einiger Psychologen und Moralapostel bereits in einem frühen Stadium der Alzheimer-Krankheit die Selbsttötung zu ermöglichen, fand sein Mitgefühl in der Öffentlichkeit breite Zustimmung.

Es wird nicht mehr lange dauern, bis die ärztliche Sterbehilfe – in Fällen, in denen alle Heilmöglichkeiten erschöpft sind – in aufgeklärten Ländern eine legale Option sein wird. Die Sterbehilfegesellschaften in den Niederlanden, in Großbritannien, Frankreich und den Vereinigten Staaten stoßen mit ihrer Forderung nach einer Gesetzesreform in der Öffentlichkeit, bei Ärzten, Juristen und Politikern neuerdings auf wesentlich mehr Zustimmung als noch vor einigen Jahren. In Amerika hat die Hemlock Society in letzter Zeit im Westen des Landes, besonders im Staat Washington, politisch erheblich an Boden gewonnen.

Mein Buch *Let Me Die Before I Wake* konnte ich 1981 nur im Selbstverlag herausbringen. Keiner der großen Verlage traute sich an das Thema heran. Ungeachtet einer Welle der Kritik und heuchlerischer Kommentare konnte ich mehr als 130 000 Exemplare absetzen, und viele hundert Menschen haben darin gelesen, wie sie unheilbar Kranken, die das Leben nicht mehr ertrugen, Sterbehilfe leisten konnten. Mag sein, daß das Buch in Einzelfällen mißbraucht worden ist, niemand kann dies bei potentiell allein 300 Millionen nordamerikanischen Lesern ausschließen, und sollte es solche Fälle gegeben haben, dann müssen sie natürlich dokumentiert werden. In seiner revidierten Fassung findet *Let Me Die Before I Wake* auch heute noch zahlreiche Leser, weil darin beschrieben wird, was die Frage der Selbsterlösung für den betreffenden Menschen selbst und für dessen Angehörige bedeutet.

Jetzt ist jedoch die Zeit gekommen, noch einen Schritt weiterzugehen. In *Würde sterben* ist ein Buch für die neunziger Jahre. Unsere ganze Gesellschaft hat sich weiterentwickelt. Die Menschen sind heute durch das Fernsehen, durch Zeitungen, Zeitschriften und Bücher bemerkenswert gut über medizinische Probleme informiert. Was unsere körperliche Unversehrtheit anbelangt, sind wir heute in hohem Maße auf persönliche Selbstverantwortung bedacht. Viele haben sich ein Urteil über die Situation von Schwerstkranken gebildet. Und Ärzte gelten heute vor allem als freundliche Fachleute, zuständig für den Körper, und nicht mehr als Herren über unser körperliches Wohlbefinden, deren Rat für uns Gesetzeskraft hätte.

Dieses Buch soll dabei helfen, einen Tod in Würde für jene zu ermöglichen, die dies wünschen.

Eugene, Oregon   *Derek Humphry*
Dezember 1990

ERSTER TEIL

1. Die schwierigste
aller Entscheidungen

Dies ist das Szenario: Sie sind unheilbar krank; alle notwendigen medizinischen Behandlungsverfahren sind bereits zum Einsatz gelangt, und Ihr Leiden ist Ihnen inzwischen zu einer unerträglichen Last geworden. Ihre Erkrankung ist so schwer, daß Ihr Leben in absehbarer Zeit zu Ende gehen wird. In dieser Situation kommt es Ihnen in den Sinn, daß Sterbehilfe Erlösung bieten könnte.

Sie stehen vor einem schrecklichen Dilemma, aber eine Entscheidung läßt sich nicht umgehen. Wollen Sie weiterkämpfen, die Schmerzen und den Zustand der Würdelosigkeit ertragen und das möglicherweise noch Wochen oder Monate entfernte unvermeidliche Ende erwarten? Oder wollen Sie Sterbehilfe in Anspruch nehmen?

Es gibt zwei Arten von Sterbehilfe:

Passive Sterbehilfe: Diesen Begriff verwendet man beispielsweise, wenn die Ärzte die medizinischen Geräte abschalten, ohne die ein unheilbar Kranker nicht lebensfähig ist. Juristische oder ethische Einwände sind in solchen Fällen kaum zu erwarten, sofern der betreffende Patient seinen diesbezüglichen Willen in einer sogenannten Patientenverfügung eindeutig zum Ausdruck gebracht hat.

Aktive Sterbehilfe: Diesen Terminus verwendet man, wenn ein Mensch seinem Leben selbst ein

Ende setzt und die notwendigen Maßnahmen persönlich durchführt. Häufig und vorzugsweise bedeutet der Begriff aber auch, daß ein Kranker sich von einem anderen bei der Selbsttötung helfen läßt. (Vergessen Sie nicht: Tötung auf Verlangen wird bis heute strafrechtlich verfolgt. Siehe auch Kapitel 3.)

Wenn Sie nicht auf lebensunterstützende technische Apparate angewiesen sind, können Sie die erste Option natürlich nicht in Anspruch nehmen, weil es in Ihrem Fall nichts »abzuschalten« gibt. Rund die Hälfte der heute in den westlichen Gesellschaften sterbenden Menschen sind an medizinische Apparate angeschlossen. Vielleicht gehören Sie aber auch zu jenen fünfzig Prozent, für die das nicht gilt. Wenn Sie sich freiwillig aus dieser Welt verabschieden möchten, bleibt Ihnen also nur eine Option: die aktive Sterbehilfe. Lesen Sie bitte aufmerksam weiter. (Falls Sie an Gott als den Herrn Ihres Schicksals glauben, brauchen Sie nicht weiterzulesen. Bemühen Sie sich um die bestmögliche Schmerztherapie und kümmern Sie sich um einen Platz in einem Pflegeheim.)

Wenn Sie Ihr Geschick selbst bestimmen möchten, müssen Sie vorausschauend und planmäßig vorgehen, sich die nötigen Kenntnisse aneignen, verläßliche Freunde für Ihr Anliegen gewinnen und schließlich entschlossen und mutig handeln. Dieses Buch kann Ihnen dabei von Nutzen sein, aber ob Sie Ihrem Leben ein rasches Ende setzen möchten und wie Sie das anstellen, liegt ethisch und juristisch letztendlich allein in Ihrer persönlichen Verantwortung.

Es bleibt einzig Ihnen überlassen, die geeigneten chemischen Substanzen ausfindig zu machen, einen anderen Menschen zur Mitwirkung zu veranlassen (falls Sie dies wünschen) und Ihre Selbsterlösung an einem Ort und unter Umständen auszuführen, die niemanden unnötig belasten.

Wenn Sie dies nicht bereits getan haben, sollten Sie in Gegenwart eines Zeugen eine Patientenverfügung unterzeichnen. Formulieren Sie diese Erklärung so, daß sie Ihren besonderen Zustand wiedergibt. Mit einer solchen Verfügung tun Sie im voraus Ihren Willen kund, im Fall einer hoffnungslosen, unheilbaren Krankheit nicht an medizinische Apparate angeschlossen zu werden.

Wenn Sie aber bereits an solche Apparate angeschlossen sind, ohne daß eine Aussicht auf Heilung besteht, können Sie die Ärzte durch eine Patientenverfügung zur Abschaltung der betreffenden Maschinen ermächtigen. Wenn Sie eine solche Verfügung unterzeichnen, erklären Sie sich mit den tödlichen Konsequenzen der entsprechenden Maßnahmen einverstanden.

Die evangelische Landeskirche in Bayern hat folgende Patientenverfügung vorgeschlagen: »Ich lehne aktive Sterbehilfe ab, aber ich will auch nicht, daß mein Leben um jeden Preis verlängert wird. Deshalb bitte ich vom Einsatz lebensverlängernder Mittel abzusehen, die mich nur daran hindern, in Ruhe zu sterben.«

Die Rechtsverbindlichkeit solcher oder ähnlicher Patientenverfügungen dürfte in den einzelnen Staaten unterschiedlich ausfallen; nicht immer werden Sie möglicherweise einen juristischen Anspruch auf Durchführung Ihres Willens haben. Immerhin hat das Oberlandesgericht München am 31. Juli 1987 festgestellt:

»Das Selbstbestimmungsrecht des Patienten schließt auch die Selbstbestimmung zum Tode ein [. . .]

Hinsichtlich lebensverlängernder Maßnahmen bindet der vom urteilsfähigen Patienten ausgesprochene Verzicht den Arzt auch dann, wenn der Patient im voraussehbaren Verlauf der Krankheit das Bewußtsein verliert und keine wesentliche Veränderung der seiner Erklärung zugrundeliegenden tatsächlichen Umstände erkennbar ist [. . .], weil die Entscheidung gerade auch für dieses Stadium getroffen wurde, wie auch umgekehrt die Einwilligung zum Heileingriff nicht ihre rechtfertigende Wirkung mit Eintritt der Bewußtlosigkeit verliert.

Ob dabei die Entscheidung des freiverantwortlichen Patienten aus der Sicht des Arztes vernünftig oder unvernünftig ist, ist kein Maßstab für die Gültigkeit oder Ungültigkeit der Entscheidung des Patienten, weil, wie der BGH in BGHSt 11, 113 (114) zutreffend ausgeführt hat, sich niemand zum Richter in der Frage aufwerfen darf, unter welchen Umständen ein anderer vernünftigerweise bereit sein sollte, seine körperliche Unversehrtheit zu opfern, um dadurch wieder gesund zu werden.

Verweigert der freiverantwortliche, in Todesgefahr schwebende Patient in Ausübung seines Selbstbestimmungsrechts die Einwilligung in die Vornahme dringend gebotener ärztlicher Eingriffe, so entfällt das aus dem Arzt-Patienten-Verhältnis abgeleitete Behandlungsrecht und die auf den Lebensschutz zielende Behandlungspflicht des Arztes, er wird zum Begleiter im Sterben und bleibt nur noch Garant für die Basisversorgung des Patienten [. . .]
Das Selbstbestimmungsrecht des Patienten begrenzt damit die prinzipiell vereinbarungsabhängige Garantenschutzverantwortung des Arztes [. . .]
Eine zwingende rechtliche Begründung dafür, daß anders als beim ›Normalpatienten‹ die mit der Verweigerung der Einwilligung in lebensverlängernde Maßnahmen auf Aufhebung der Lebensschutzverantwortung des Arztes gerichtete Willenserklärung eines urteilsfähigen, freiverantwortlich handelnden Suizidpatienten rechtlich unbeachtlich sei, vermag der *Senat* nicht zu erkennen.« (Ws 23/87)
Ein Exemplar der Patientenverfügung sollten Sie zu Hause deponieren, eines stets mit dem Personalausweis bei sich tragen für den Fall, daß Sie Opfer eines Unfalls werden. Denn was nützt es Ihnen, wenn sie bewußtlos auf der Intensivstation eines Krankenhauses liegen, Ihre Patientenverfügung aber zu Hause aufbewahrt wird? Und selbstverständlich sollten Sie Ihren Lebenspartner oder Ihren engsten Vertrauten informieren.

Wenn ein Arzt Ihnen beispielsweise wegen Ihres Zustandes die Konsequenzen bestimmter therapeutischer Maßnahmen nicht mehr erläutern kann, dann wird er sich normalerweise an Ihren nächsten Angehörigen wenden. Ist dieser Angehörige jedoch unschlüssig oder vertritt er andere Werte als Sie selbst, so ist unter solchen Umständen eine Entscheidung in Ihrem Sinne nicht möglich.

Prüfen Sie auch die Möglichkeit von Depots für Patientenverfügungen bei eventuellen Sterbehilfeorganisationen Ihres Landes. In Deutschland unterhält die Deutsche Gesellschaft für Humanes Sterben (Postfach 110 529, 8900 Augsburg 11) ein solches Depot- und Hinweissystem.

2. Den richtigen Arzt finden

Wenn Sie sich die Sterbehilfeoption für das Lebensende offenhalten möchten, ist ein gutes Verhältnis zu Ihrem Arzt unerläßlich. Besonders wichtig ist es, daß Ihr Arzt über Ihre Einstellung zum Sterben und zum Tod Bescheid weiß; er ist dann sozusagen vorgewarnt. Sie haben dann auch gleich einen Zeugen, der glaubwürdig versichern kann, daß Sie eine wohlüberlegte Entscheidung getroffen haben, lange bevor Ihr Gesundheitszustand hoffnungslos geworden ist. Dies kann bei polizeilichen Nachforschungen durchaus positiv zum Tragen kommen.

Falls Sie also mit Ihrem derzeitigen Arzt nicht wirklich zufrieden sind, sollten Sie sich nach einem anderen umschauen.

Haben Sie sich mit Ihrem derzeitigen Arzt schon einmal über seine Einstellung zur Sterbehilfe unterhalten? Überlassen Sie nichts dem Zufall. Auch wenn Ihr Arzt ein netter Mensch ist, so heißt das noch lange nicht, daß er Ihren ethischen Standpunkt teilt. Falls Sie ein solches Gespräch suchen, sollten Sie am besten gleich mitsamt Ihrer Patientenverfügung in der Praxis erscheinen. Legen Sie Ihre Willenserklärung auf den Tisch und fragen Sie offen, ob sie vom Arzt respektiert wird.

Bilden Sie sich dann je nach der Antwort, die Sie erhalten, ein Urteil darüber, ob dies der richtige Arzt für Sie ist. Lassen Sie sich nicht hinters Licht führen, sollte der Arzt freundlich und wohlmeinend erklären: »Keine Sorge, ich werde Sie ganz sicher nicht leiden lassen«, oder: »Überlassen Sie das nur mir. Ich habe noch nie einen Patienten unter Schmerzen sterben lassen.« Eine solche Antwort ist zu vage, um verläßlich zu sein.

Nageln Sie den Arzt fest. Würde er dafür sorgen, daß etwaige medizinische Apparate abgeschaltet werden, falls Ihr Gesundheitszustand hoffnungslos ist? Würde er den Einsatz solcher Geräte auch dann zulassen, wenn alle Indikatoren für eine unheilbare Krankheit sprechen? Nachdem Sie das Thema mit diesen beiden Grundsatzfragen eröffnet haben, sollten Sie dem Arzt rundheraus erklären, daß Sie Mitglied einer Sterbehilfeorganisation sind. Ferner sollten Sie sich vergewissern, ob der Arzt bereit ist, Ihnen, falls Sie einmal unheilbar krank sein sollten, tödliche pharmazeutische Substanzen zu geben. Auf diese letzte Frage erhalten Sie womöglich eine rundweg abschlägige oder ausweichende Antwort, denn die aktive Sterbehilfe ist noch immer strafbar, und Ihr Arzt möchte vielleicht auf Nummer Sicher gehen. Manche Mediziner, die sich mit dieser Frage intensiv beschäftigt haben, erklären sich unumwunden bereit, in berechtigten, klar definierten Fällen Sterbehilfe zu leisten. Allerdings bilden sie noch immer eine Minderheit.

Sie müssen aus der Art und Weise, wie Ihre Fragen beantwortet werden, darauf schließen, ob der Arzt Ihre Bedingungen erfüllt. Natürlich sollten Sie unverzüglich den Arzt wechseln, falls er Sie wegen Ihrer Willenserklärung kritisiert.

Rufen Sie das nächste Krankenhaus an und fragen Sie nach dem Verzeichnis der zugelassenen Ärzte. Oder falls Sie auf diesem Weg nicht weiterkommen, rufen Sie bei der Ärztekammer an und lassen Sie sich dort eine entsprechende Liste geben. Erkundigen Sie sich nach den Namen und Adressen von fünf oder sechs Ärzten in Ihrer Nähe und lassen Sie sich auch über deren Spezialgebiet informieren, falls Sie unter einem bestimmten Gesundheitsproblem leiden. Sprechen Sie, falls möglich, auch mit lokalen Vertretern einer seriösen Sterbehilfeorganisation. Außerdem sollten Sie sich erkundigen, ob die betreffenden Ärzte bei Ihrer Krankenkasse zugelassen sind. Rufen Sie dann die in Frage kommenden Ärzte an und vereinbaren Sie mit ihnen einen Termin. Bitten Sie um ein etwa fünfzehn- bis zwanzigminütiges Gespräch. Sie werden feststellen, daß die meisten Ärzte ein solches Gespräch durchaus zu schätzen wissen. Die Ärzte sind heutzutage viel aufgeschlossener, als dies früher der Fall war.

Mit meinen heute sechzig Jahren würde ich mich wahrscheinlich für einen Arzt oder eine Ärztin von höchstens 45 Jahren entscheiden. In meiner journalistischen Laufbahn ebenso wie als Befürworter der Sterbehilfe bin ich Hunderten von Ärzten begegnet und dabei zu der Überzeugung gelangt, daß jüngere Mediziner meist weniger dogmatisch und doktrinär sind als ihre älteren Kollegen. Sie sind aufgeschlossener für neue Ideen und kennen sich in den heutigen medizinischen Kontroversen samt deren juristischen und ethischen Fragestellungen besser aus als ihre älteren Standesgenossen.

Wenn Sie dann im Wartezimmer auf dieses Vorgespräch warten, sollten Sie sich in dem Raum gut umsehen und auch darauf achten, ob die ausliegenden Illustrierten regelmäßig ausgetauscht werden. Sind die Sprechstundenhilfen freundlich und hilfsbereit? Daraus können Sie schließen, wieviel Entgegenkommen Sie als Patient hier zu erwarten hätten. Schließlich wollen Sie keinen Arzt, dem es nur um die schnelle Mark geht! Wenn Sie eine Zeitlang warten müssen, achten Sie darauf, ob der Arzt sich für die Verzögerung entschuldigt und wenigstens ein paar erklärende Worte spricht.

Versuchen Sie dann, eine möglichst entspannte Atmosphäre zu schaffen. Das Reden übernehmen Sie. Erzählen Sie, wer Sie sind, wo Sie wohnen und wie es um Ihre Gesundheit steht. Berichten Sie ehrlich, warum Sie den Arzt wechseln möchten; vielleicht sind Sie ja auch bloß umgezogen. Beschreiben Sie dann kurz etwaige medizinische Probleme, unter denen Sie leiden. Warten Sie die Reaktion des Arztes ab und bringen Sie dann Ihre Patientenverfügung zur Sprache und darauf die noch diffizilere Sterbehilfefrage.

Scheuen Sie sich nicht, den Arzt nach seiner Qualifikation zu fragen. Wo und wann hat er Medizin studiert und seine praktische Ausbildung erhalten? Ist er Facharzt? Sie sollten auch unbedingt fragen, was Sie tun müssen, damit Ihre medizinischen Unterlagen von Ihrem alten an Ihren neuen Arzt überstellt werden. In der Regel wird der Arzt die Akte eines Patienten an einen Kollegen weiterleiten, wenn der Patient darum bittet.

Legen Sie sich nicht sofort fest. Gehen Sie nach Hause und überdenken Sie noch einmal Ihre Erfahrungen. Falls Sie verheiratet sind oder einen festen Partner haben, sollten Sie diese Arztbesuche möglichst gemeinsam machen. Falls einer von Ihnen beiden einmal krank werden sollte, ist häufig der gesunde Partner für den Arzt der einzige Ansprechpartner. Unterhalten Sie sich über den Eindruck, den die verschiedenen Ärzte auf Sie beide gemacht haben, und treffen Sie erst dann Ihre Entscheidung.

Solange keine ernsten Probleme auftreten, können Sie niemals hundertprozentig einschätzen, welcher Arzt für Sie am besten ist. Aber wenn Sie auf Erkundungstour gehen, haben Sie immerhin die Möglichkeit festzustellen, mit welchem Vertreter des medizinischen Standes Sie sich am leichtesten verständigen können. Und das ist bereits ein wichtiger Schritt.

3. Vermeiden Sie Gesetzesverstöße

Wer einem anderen **aktive Sterbehilfe** leistet, verstößt gegen das Gesetz. Sie mögen das unvernünftig finden oder unzeitgemäß, aber wir leben in einer Gesellschaft, in der das Gesetz regiert, und müssen uns folglich sorgsam überlegen, was wir tun. In hoffentlich nicht allzuferner Zukunft wird es dem Arzt vielleicht gestattet sein, aktive Sterbehilfe zu leisten, aber soweit sind wir noch nicht.

Nur in einem Land wird es geduldet, wenn Ärzte auf ausdrücklichen Wunsch aktive Sterbehilfe leisten: in den Niederlanden. Holländische Ärzte können unheilbar Kranken seit 1984 helfen, ihr Ende zu beschleunigen. Damals wurden in einem folgenschweren Gerichtsverfahren die Kriterien festgelegt, die es dabei zu berücksichtigen gilt. Dennoch ist es für schwerkranke Menschen sinnlos, nach Holland zu reisen, weil Ausländer dort von der aktiven Sterbehilfe prinzipiell ausgeschlossen sind.

Die holländischen Bestimmungen verlangen, daß der Arzt den Patienten gut kennen muß. Außerdem muß die Familie informiert werden, was sicherlich nur vernünftig ist. Der Hauptgrund für diese restriktiven Bestimmungen ist meiner Ansicht nach wohl darin zu suchen, daß die Holländer nicht alle unheilbar Kranken dieser Erde bei sich aufnehmen wollen – schließlich haben sie davon relativ schon genauso viele wie alle anderen Länder. Überdies möchten sie ihren guten Ruf nicht aufs Spiel setzen und im Ausland als Selbsttötungszentrum gelten. Ich kann diese Motive gut verstehen. Jedes Land sollte seine eigenen Probleme lösen, obwohl wir von den Erfahrungen der Holländer eine Menge lernen können.

Selbsttötung wie auch der bloße Versuch verstoßen dagegen nicht gegen das Strafrecht. Früher einmal war das in vielen Ländern anders. Suizidgefährdete geistig kranke Menschen können zu ihrem eigenen Schutz vorübergehend in Gewahrsam genommen werden, aber dabei handelt es sich um ein zivilrechtliches, nicht um ein strafrechtliches Problem.

Tötung auf Verlangen (§ 216 StGB) ist nur ein anderes Wort für aktive Sterbehilfe, wobei die Motive keine Rolle spielen. Die Behauptung, der Betroffene habe dies selbst gewollt oder man habe aus Mitleid gehandelt, ist juristisch irrelevant. Zwar wird der Sterbehelfer in Deutschland nicht wegen Mordes oder Totschlags verurteilt, aber er muß mit einer Gefängnisstrafe zwischen sechs Monaten und fünf Jahren rechnen.

Beihilfe zum Freitod bleibt straffrei, wenn der Sterbewillige beispielsweise die Tabletten selbst einnimmt, die ihm der Sterbehelfer besorgt hat. Ist der Sterbende zu schwach dazu und werden ihm die Tabletten in den Mund gelegt, dann liegt Tötung auf Verlangen vor, was, wie gesagt, strafbar ist. Unter strafrechtlichen Gesichtspunkten kann der Sachverhalt anders beurteilt werden, wenn der Sterbende bereits bewußtlos ist; dann müßte jeder Anwesende eigentlich für ärztliche Hilfe sorgen. Und ein Arzt ist nach geltendem Recht (§ 323c StGB) verpflichtet, einem Bewußtlosen Hilfe zu leisten, sofern sie noch Aussicht auf Erfolg hat. Daher müßte der Freitodwillige die erforderlichen Maßnahmen eigentlich ganz alleine durchführen, um andere vor Strafverfolgung zu schützen – so inhuman ist die Rechtsprechung, daß sie noch den letzten Liebesdienst verhindert, den sich Ehepartner oder enge Freunde erweisen können.

Aber ungeachtet solcher Schwierigkeiten leisten Hunderte von Menschen in Amerika und anderswo alljährlich einem nahen Angehörigen Sterbehilfe. In den USA wird durchschnittlich ein Sterbehelfer pro Jahr strafrechtlich verfolgt, und durchschnittlich alle zwei Jahre kommt es in diesem Zusammenhang tatsächlich zu einem Gerichtsverfahren. In der Mehrzahl dieser Fälle entscheiden sich Sterbehelfer bewußt dafür, ihr Tun um der Sache willen öffentlich bekannt zu machen. Sie liefern sich den zuständigen Stellen freiwillig aus.

Wenn Sie von einem Ihnen nahestehenden Menschen gebeten werden, Sterbehilfe zu leisten, dann müssen Sie dreierlei bedenken:

1. Können Sie dieses Tun vor sich selbst verantworten, aber auch in Anbetracht der Beziehung, die Sie mit diesem Menschen verbindet?

2. Wer hat sonst noch von dieser Angelegenheit Kenntnis oder könnte davon erfahren, und

können Sie sich auf die Verschwiegenheit des Betreffenden verlassen?

3. Falls doch aus irgendeinem Grund bekannt werden sollte, was Sie getan haben, sind Sie bereit, die Konsequenzen – auch die juristischen – zu akzeptieren?

Einem solchen Wunsch Folge leisten sollten Sie nach meinem Dafürhalten nur, wenn Sie die Fragen eins und drei mit einem uneingeschränkten Ja beantworten können; die Beantwortung der Frage zwei muß Ihrer persönlichen Einschätzung überlassen bleiben.

Was jedoch hat man in diesem Zusammenhang unter Sterbehilfe zu verstehen?

Zum einen könnte der Begriff ganz einfach bedeuten, daß Sie während der Selbsterlösung eines Menschen zugegen sind und ihm Liebe und moralische Unterstützung geben. Daran ist nichts Gesetzwidriges. Sie machen sich nicht strafbar, bloß weil Sie bei der Selbsttötung eines Menschen zugegen sind. Ja, es gehört sogar zu den Prinzipien der Hemlock Society wie jeder menschlichen Grundsätzen verpflichteten Sterbehilfeorganisation, daß möglichst kein Sterbender gezwungen sein sollte, seinem Leben in Einsamkeit ein Ende zu setzen. Einen Menschen in einer solchen Situation allein zu lassen, ist schlicht unmenschlich.

Versuchen Sie nie – und sei es auch noch so zurückhaltend –, einen unheilbar Kranken zur Beendigung seines Lebens zu überreden. Tragen Sie vielmehr mit dem gebotenen Fingerspitzengefühl die Argumente vor, die gegen einen solchen Schritt sprechen und suchen Sie nach Alternativen. Scheint aber der Kranke zum Freitod entschlossen, prüfen Sie die Ernsthaftigkeit seines Entschlusses.

Hingegen ist es wenigstens in den Vereinigten Staaten nicht verboten, einem unheilbar Kranken die für eine Selbsttötung nötigen Informationen zu geben. In Großbritannien allerdings wurde 1983 der englischen Sterbehilfegesellschaft EXIT die Verbreitung ihres *Guide to Self-Deliverance* (Leitfaden zur Selbsterlösung) untersagt. Die Hemlock Society indes ist in den USA weder wegen *Let Me Die Before I Wake* noch wegen ihrer Dosierungstabellen je strafrechtlich belangt worden.

Wer die zur Selbsttötung notwendigen Hilfsmittel – Medikamente, eine Plastiktüte, Gummibänder etc. – bereitstellt, macht sich in Deutschland nicht strafbar. Für die Strafverfolgungsbehörden anderer Länder ist manchmal der Nachweis eines Vorsatzes entscheidend. Bei der Hemlock Society sind wir deshalb stets bemüht, uns diesem Verdacht erst gar nicht auszusetzen. Man sollte jedenfalls äußerste Vorsicht und Verschwiegenheit walten lassen.

Möglicherweise macht man sich aber schon strafbar, wenn man den Sterbewilligen in den entscheidenden Augenblicken körperlich berührt. Wer eine Injektion verabreicht, eine Tasse zum Mund des Lebensmüden führt, ihm dabei hilft, sich eine Plastiktüte über den Kopf zu ziehen und zu verschließen, der wird in der Regel der Tötung auf Verlangen angeklagt. Doch ist die Grenze zwischen straffreier Beihilfe zum Freitod und Tötung auf Verlangen manchmal schwierig.

Wenn Sie Probleme von vornherein vermeiden möchten, sollten Sie die folgenden Grundregeln beachten:

1. Versuchen Sie nie, einen Schwerstkranken zur Selbsttötung zu überreden; bemühen Sie sich vielmehr, ihn durch sanfte Überzeugungsarbeit von seinem Vorhaben abzubringen.

2. Vermeiden Sie jeden Körperkontakt. Der Kranke muß sich selbst von seinem Leiden erlösen.

3. Sollte ein Mindestmaß an Körperkontakt unvermeidlich sein, weil der Patient körperlich völlig hilflos ist – die amyotrophe Lateralsklerose ist dafür das beste Beispiel –, dann sollte man sich darüber im klaren sein, daß man eine strafbare Handlung begeht, die bei Bekanntwerden verfolgt werden kann.

4. Geben Sie dem Sterbenden Trost und moralische Unterstützung und sorgen Sie für eine Atmosphäre der Privatheit und Geborgenheit.

5. Bevor Sie Sterbehilfe leisten, sollten Sie dafür sorgen, daß der Sterbewillige in einer schriftlichen Erklärung die Motive seines Verhaltens erläutert und für sein Tun voll und ganz die Verantwortung übernimmt.

6. Sprechen Sie weder vorher noch nachher mit irgend jemandem darüber. Sollte die Polizei Sie befragen, machen Sie nur in Anwesenheit

Ihres Anwalts eine Aussage. Bilden Sie sich nicht ein, daß Sie die Sachlage überblicken; dadurch haben sich schon viele Menschen in Schwierigkeiten gebracht. Sollte Sie in der Folgezeit jemand nach dem Hergang der Dinge fragen, dann ist es ratsam, nachdrücklich zu erklären, daß Sie den Verstorbenen weder ermutigt noch berührt haben und lediglich am Sterbebett zugegen gewesen sind, weil Sie sich ihm eng verbunden fühlten.

Es ist die Aufgabe des Gesetzes, bestimmte Mißbräuche zu verhindern. Wenn Sie einem sterbenskranken Menschen, der sein Leid nicht länger ertragen kann, aus Liebe und echter Mitmenschlichkeit dabei helfen, seine Qualen zu verkürzen, dann haben Sie keinen Grund, ein schlechtes Gewissen zu haben.

»... Der Rest ist Schweigen«, wie Hamlet sagte, als er starb.

Ich kann nicht nachdrücklich genug betonen, daß man (und dies gilt auch für Ärzte) einem anderen nur dann Sterbehilfe leisten sollte, wenn man mit diesem Menschen durch ein Band der Liebe oder der Freundschaft oder der wechselseitigen Hochachtung verbunden ist. Falls dies nicht einschränkungslos gewährleistet ist, sollten Sie Abstand nehmen. Die Frage der Sterbehilfe ist zu ernst, als daß man sich anmaßen sollte, derart massiv in das Leben von Menschen einzugreifen, die man nur oberflächlich, mehr oder weniger zufällig oder erst seit kurzer Zeit kennt.

4. Krankenpflege

»Warum muß es denn gleich Sterbehilfe sein«, könnte ein Freund sagen, »warum läßt du dich nicht in ein Pflegeheim einweisen?« Durchaus erwägenswert.

In Amerika gibt es nur sehr wenig Pflegeheimbetten. Anders in Großbritannien und Frankreich, wo in schwierigen Fällen meist ein Bett zur Verfügung steht. Aus Gründen der Bevölkerungsgröße, der Entfernungen, aber auch wegen der allgemeinen Finanzknappheit werden in den Vereinigten Staaten Schwerbehinderte normalerweise von eigens ausgebildeten Fachkräften zu Hause gepflegt.

In Deutschland gibt es Altersheime, meist mit einer Pflegeabteilung für vorübergehend oder dauernd hilfsbedürftige und bettlägerige Bewohner, öffentliche und private Pflegeheime zur Pflege körperlich oder geistig Schwerbehinderter sowie alter Menschen und häusliche Krankenpflege. Außerdem vermittelt die Deutsche Hospizhilfe (Reit 25, W-2110 Buchholz) Hausbetreuung oder Unterbringung in Hospizen, in denen Ärzte das Sterben nicht künstlich verlängern.

Der größte Vorteil, den die fachkundige Betreuung eines Pflegebedürftigen zu Hause bietet, ist die Entlastung von Familienmitgliedern. Speziell in der Schmerztherapie ausgebildete Ärzte statten auch Hausbesuche ab.

Entscheidend ist es, daß der sterbenskranke Mensch eine gute Pflege erhält. Interessant ist in diesem Zusammenhang auch die Feststellung, daß es in den skandinavischen Ländern keine Pflegeheime für Schwerkranke gibt; dort hat man es sich zum Ziel gesetzt, unheilbar Kranke durch medizinische Fachkräfte zu Hause optimal versorgen zu lassen.

Pflegeheime bieten häufig eine erstklassige Betreuung sowie eine professionelle Schmerztherapie. Außerdem sind sie vielen der in normalen Krankenhäusern geltenden Beschränkungen nicht unterworfen. Wenn Sie in ein Pflegeheim eingewiesen werden möchten, müssen Sie oder Ihre Angehörigen erklären, daß Sie unter einer unheilbaren Krankheit leiden und daß es Ihnen um eine angemessene Pflege und nicht um therapeutische Maßnahmen zu tun ist. Pflegeheime, zumindest in den USA, haben keine lebensverlängernden Apparate, also weder Beatmungsmaschinen noch Vorrichtungen für künstliche Ernährung.

Sie können in solchen Heimen allerdings nicht damit rechnen, daß man Ihnen auf Wunsch das Sterben erleichtert. In einem Pflegeheim wird alles nur Denkbare unternommen, um das Leiden des Kranken zu lindern.

Da es nicht nur in Amerika konfessionell betriebene oder doch religiös beeinflußte, aber auch anderen Weltanschauungen verpflichtete Pflegeeinrichtungen gibt, sollten Sie rechtzeitig überprüfen, ob Ihre ethischen Grundüberzeugungen mit denen des betreffenden Pflegeheims übereinstimmen. Andernfalls könnte es bei bestimmten Ritualen peinlich für Sie werden.

Ob Sie sich dazu entschließen, sich in ein Pflegeheim einweisen zu lassen, hängt davon ab, wie Sie und Ihre Angehörigen mit Ihrer unheilbaren Krankheit umgehen. Sie müssen sich auch darüber klar werden, ob Sie sich der in solchen Heimen üblichen Pflege überlassen und möglicherweise bis zum bitteren Ende durchhalten wollen oder ob Sie sich für den Fall unerträglicher Qualen die Option eines beschleunigten Todes offenhalten möchten.

Die amerikanische Hemlock Society beispielsweise hat von jeher mit zahlreichen Heimen gute Beziehungen unterhalten. Zahlreiche Hemlock-Mitglieder arbeiten dort als Freiwillige. Eine führende Repräsentatin der Hemlock Society in Kalifornien war im übrigen jahrelang Vorsitzende im Verwaltungsrat des dortigen Pflegeheims. Hier und da ruft uns auch einmal ein Heimmitarbeiter an und berichtet, daß ein Patient um Sterbehilfe bittet und daß wir diesem unsere Literatur direkt zuschicken sollen.

Viele glauben, daß nur die Angst vor Schmerzen Schwerkranke dazu treibt, um Sterbehilfe zu bitten. Einige berufen sich dabei auf die Engländerin Dr. Cecily Saunders, die Begründerin der modernen Hospiz-Bewegung, derzufolge Sterbehilfe angesichts der heutigen schmerztherapeutischen Möglichkeiten völlig überflüssig sei. Sie und andere Fachleute räumen allerdings ein, daß in zehn Prozent der unheilbaren Krankheiten die Schmerztherapie wirkungslos bleibt. Das sind immer noch eine Menge Menschen, die leiden müssen.

Außerdem: Die Bewegung für Sterbehilfe hat nicht allein deshalb soviel Zulauf, weil Menschen unter tatsächlichen Schmerzen oder unter Angst vor unerträglichen Qualen leiden. Vielfach sind es die Krankheitssymptome oder die Nebenwirkungen der Medikation, die die Lebensqualität sehr stark beeinträchtigen können. In den folgenden Fällen handelt es sich zugegebenermaßen um extreme Beispiele: So mancher unter Kehlkopfkrebs Leidende, dem man bereits die Zunge entfernt hat und dessen Gesicht völlig entstellt ist, hat keine Freude mehr am Leben. Oder: Manche an Unterleibskrebs erkrankte Menschen sind nicht einmal mehr imstande, einmal quer durchs Zimmer zu gehen, ohne ihren Darm zu entleeren. Wenn Lesen oder Fernsehen für einen Menschen zentrale Lebensinhalte sind, ist der Verlust des Augenlichtes ein vernichtender Schlag, zumal wenn er weiß, daß er ohnehin bald sterben muß.

Pflegeheime und Sterbehilfebewegung legen gleichermaßen größten Wert auf die Wahrung der persönlichen Würde und die Selbstbestimmung unheilbar kranker Menschen. Mit einem allerdings können sich die Vertreter einer Pflege bis zum natürlichen, aber möglicherweise höchst schmerzhaften Ende nicht anfreunden, nämlich mit der Freiheit des Patienten, selbst darüber zu entscheiden, wann und wie er sterben möchte.

5. Umstrittene Zyanide

Ist die Einnahme einer Dosis Zyanid (Zyanide, Cyanide = Salze des Zyan-/Cyanwasserstoffs, der Blausäure) die beste Methode der Selbsterlösung? Wirkt das Mittel tatsächlich so rasch wie in den James-Bond-Filmen – nämlich innerhalb von zwölf Sekunden? Wieviel Schmerzen verursacht Zyanid? Ist es absolut zuverlässig? Diese Fragen muß ich immer wieder beantworten.

Einige der berühmtesten Selbstmörder der modernen Geschichte haben Zyanid eingenommen. Hermann Göring entzog sich 1946 in Nürnberg dem Tod am Galgen, indem er eine Ampulle mit Zyankali (Kaliumzyanid, KCN, Kaliumsalz der Blausäure) zerbiß, die jemand in seine Zelle geschmuggelt hatte. Wallace Carothers, der Erfinder des Nylons, beging 1937 in Philadelphia in einem Hotelzimmer Selbstmord, indem er in Zitronensaft aufgelöstes Zyankali trank. Alan Turing – das vielleicht am wenigsten gewürdigte Genie der Welt –, der in den dreißiger Jahren die dem Computer zugrundeliegende Theorie entwickelte, nahm sich 1954 mit Zyankali das Leben. Ebenso etwa achthundert der 913 Menschen, die 1978 in Jamestown, Guyana, starben. Die Erwachsenen tranken ein mit Zyankali versetztes Erfrischungsgetränk; vielen Kindern wurde die Flüssigkeit mit Röhrchen in den Rachen gespritzt.

In dem meiner Ansicht nach zuverlässigsten Bericht über die damalige Tragödie hat der Journalist Tim Reiterman aus San Francisco beschrieben, daß »Eltern und Großeltern hysterisch schrien, als die Kinder starben – jedoch alles andere als rasch und schmerzlos: Sie zuckten und würgten, als das Gift zu wirken anfing. Sie erbrachen sich minutenlang, sie schrien und bluteten.« (*Raven: The untold story of the Rev. Jim Jones and his people,* New York 1982).

Wer sich mit Zyanid umbringt, tut dies meistens allein. Es gibt nur sehr wenige Menschen, die einen solchen Versuch überlebt und hinterher über ihre Erfahrungen berichtet haben. Doch deutet alles darauf hin, daß die Massenselbstmörder von Jamestown erhebliche Schmerzen zu leiden hatten.

Selbst wenn eine Selbsttötung mit Zyanid systematisch geplant wird, tritt nicht notwendig auch der Tod ein. Als 1987 in Bahrain ein Terroristenpärchen wegen eines Flugzeugattentats vernommen wurde, zerbissen die beiden in Zigaretten versteckte Zyanidkapseln. »Unmittelbar nachdem sie die Pillen heruntergeschluckt hatten, stürzten sie beide zu Boden und wurden ganz steif«, berichtete ein Augenzeuge. Der Mann starb vier Stunden später, die Frau erholte sich und wurde vor Gericht gestellt.

Ein Mann, der 1985 in Nordkalifornien unter dem Verdacht festgenommen wurde, 25 Morde begangen zu haben, zerbiß eine von mehreren Zyanidkapseln, die er bei sich trug. Er starb vier Tage später im Krankenhaus.

Gleichwohl sind die meisten Fachleute offenbar davon überzeugt, daß kein anderes Gift so wirkungsvoll ist wie Zyanid: Mehr als vierzig Prozent der Chemiker, die einen Selbstmordversuch unternehmen (dies gilt für Männer und Frauen gleichermaßen), entscheiden sich einem Bericht der *New York Times* (4. 8. 87) zufolge für Zyanid.

Dem Sohn eines Chemikers aus New Jersey verdanke ich die folgende Mitteilung: »Nach seiner Pensionierung litt mein Vater unter fortgeschrittenem Prostatakrebs. Er dachte deshalb daran, sich das Leben zu nehmen, und suchte eine chemische Fachhandlung auf, wo er sich ein Zwölf-Unzen-Fläschchen Eisenzyanid und – um keinen Verdacht zu erregen – ein paar ähnliche chemische Substanzen beschaffte. Er sprach zu uns ganz offen über seine Absichten. Etwa sechs Monate später gab er von der Substanz einen Teelöffel in ein halbes Glas Wasser und fügte noch ein wenig Essig dazu, um die Freisetzung des Zyanidgases zu beschleunigen, obwohl die Magensäure dazu wahrscheinlich bereits ausreicht. Er starb nach zwei Atemzügen und ohne die geringsten Schmerzsymptome in den Armen meiner Mutter.«

Ein Arzt erzählte mir einmal, einer seiner Freunde habe sich eine Zyanidkapsel präpariert und mit einem Glas starker Zitronenlimonade hinuntergespült. Am nächsten Tag habe man den Toten friedlich und entspannt in seinem Sessel sitzend aufgefunden.

In einem der seltenen – in der Londoner Zeitung *Today* (16. 9. 87) erschienenen – Augenzeugenberichte ist die Rede von einer durch einen Verkehrsunfall schwerbehinderten, lebensmüden Frau von 27 Jahren, die mit Hilfe eines Strohhalms eine Zyanid-Wasser-Mischung zu sich nahm. Eine Freundin machte ein Foto der Lebensmüden und hielt auch deren Sterbewunsch auf einem Tonband fest. Dem Bericht zufolge trat dreizehn Sekunden nach Einnahme der Mischung ein friedlicher Tod ein.

Ganz anders klingt da die Auskunft eines befreundeten Arztes, der mir einmal erzählte, daß er Zeuge einer durchaus »elenden und qualvollen« Zyanidselbsttötung gewesen sei, »wobei starrkrampfartige Zuckungen und extreme Schmerzen bei vollem Bewußtsein aufgetreten seien. Ich würde das Verfahren unter gar keinen Umständen empfehlen.«

Andere Mediziner, mit denen ich mich über Zyanid unterhalten habe, wiesen darauf hin, daß das medizinische Wissen darüber lückenhaft sei. Sie alle neigten jedoch eher der Einschätzung zu, daß das Mittel zwar rasch und zuverlässig wirke, aber auch schmerzhaft sei. Sie selbst jedenfalls würden nur im absoluten Notfall darauf zurückgreifen.

Toxikologen halten Zyankali (KCN) für eines der stärksten und am schnellsten wirkenden Gifte. Schon kleinste Mengen von 50 Milligramm wirken tödlich. Die Giftwirkung beruht wie bei der Blausäure darauf, daß die Sauerstoffversorgung der Zellen, also die innere Atmung, blockiert wird (durch Komplexbildung mit dem dreiwertigen Eisen der Atmungsfermente). Das führt innerhalb kurzer Zeit (möglich sind wenige Sekunden) zur inneren Erstickung. Der Tod kann daher durch heftige Krämpfe, Atemnot, Erbrechen und Angstzustände sehr qualvoll sein.

Mit der Wirkung von Blausäure (HCN) haben jene US-Bundesstaaten gewisse Erfahrungen gesammelt, in denen zum Tode verurteilte Mörder in der Gaskammer hingerichtet werden. Bei Verabreichung dieses Mittels wird der Delinquent angeblich augenblicklich bewußtlos und stirbt innerhalb von fünf bis zehn Minuten – obwohl die Angaben nicht ganz einheitlich sind. In einigen Bundesstaaten werden dem festgeschnallten Delinquenten zwei starke Injektionen direkt in die Vene gespritzt – die eine läßt ihn einschlafen, die andere besteht aus einem dem südamerikanischen Curaregift verwandten muskelentspannenden Mittel, dem eine Zyankalidosis beigemischt ist, die zur Atemlähmung führt.

Berichte vermitteln den Eindruck, daß der Todeskandidat sofort bewußtlos wird und daß innerhalb von zehn Minuten der Tod eintritt. Amerikanische Ärzte und Krankenschwestern haben sich von jeher geweigert – und zwar mit ausdrücklicher Unterstützung ihrer Standesorganisationen –, an Hinrichtungen mitzuwirken. Dies ist zwar durchaus verständlich, hat aber sicherlich auch dazu geführt, daß ein medizinisch nicht geschulter Henker die Injektion bisweilen unsachgemäß verabreicht hat.

In den Niederlanden, wo seit über zehn Jahren mit Duldung der Gerichte in bestimmten Fällen aktive Sterbehilfe gewährt wird, ziehen die Ärzte Zyanid nicht einmal in Erwägung, obwohl eine nicht kleine Anzahl lebensmüder Patienten ein Giftgetränk verlangt. Die Ärzte haben jedoch andere Mischungen zusammengestellt, die sie für wirksamer halten – doch davon mehr in einem späteren Kapitel. Ob Zyanid in holländischen Medizinerkreisen deshalb auf Ablehnung stößt, weil die Ärzte dort sich durch die Vorliebe lebensmüder Menschen für das Mittel irritiert fühlen, oder ob wissenschaftlich gesicherte Erkenntnisse für diese negative Beurteilung ausschlaggebend sind, läßt sich schwer sagen. Dr. Admiraal jedenfalls erklärte mir gegenüber rundheraus: »Ich habe keine Erfahrungen mit Zyanid. Gerüchteweise habe ich allerdings gehört, daß es starke Schmerzen . . ., Krämpfe und Erbrechen verursachen und daß der Sterbende noch mehrere Minuten lang bei Bewußtsein sein soll.«

In den Lehrbüchern heißt es, daß Blausäure und ihre Natrium- und Kaliumsalze zu den stärksten und am raschesten wirkenden Giften gehören, die wir heute kennen. Zyanide sind beispielsweise in vielen Rattengiften und in den Kernen der meisten Früchte nachweisbar, besonders bei Kirschen, Pflaumen und Aprikosen. Zyanide finden in der Industrie weite Verwendung: beim Galvanisieren, in der Scheidetechnik, in der Fotoindustrie, beim Polieren von Metallen und beim Ausräuchern von Lagerhäusern und Schiffen. Die

Inhalation von lediglich 50 Milligramm der Säure wirkt bereits tödlich, und zwischen 200 und 300 Milligramm Kalium- oder Natriumzyanid führen ebenfalls zum Tod.

»Werden dem Organismus größere Mengen zugeführt, so kommt es für gewöhnlich zum sofortigen Zusammenbruch. Der Patient wird, häufig einen lauten Schrei ausstoßend, ohnmächtig und stirbt innerhalb von Sekunden. Hierbei handelt es sich um die apoplektische Form der Zyanidvergiftung.« (Jay M. Arena und Chas. C. Thomas *Poisoning: Toxicology, Symptoms, Treatments*, Illinois) In den meisten Lehrbüchern heißt es, daß Zyanid »Krämpfe, tiefe Bewußtlosigkeit und innerhalb von fünf Minuten den Tod« verursacht. In Zeitungsberichten wie in Lehrbüchern kann man nachlesen, daß es im Umkreis des Opfers intensiv nach bitteren Mandeln riecht und daß dem Sterbenden Schaum vor dem Mund steht.

»Wenn der Magen leer und genügend ungebundene Säure vorhanden ist, wirkt das Gift besonders rasch. Nach starken Dosierungen stoßen viele der Opfer nur noch einen kurzen Schrei aus, bevor sie ihr Bewußtsein verlieren.« (Gosselin, Hodge, Smith und Gleason *Clinical Toxicology of Commercial Products. Acute Poisoning.* 4. Aufl., Baltimore und London) Zwischen 1940 und 1945 ermordeten die Nazis in Europa überwiegend unter Verwendung von Blausäuregas (Zyklon B) Millionen von Juden, Zigeunern, Homosexuellen, politischen Dissidenten und körperlich und geistig Behinderten. In den Nürnberger Prozessen, aber auch in anderen Verfahren wurden nach dem Krieg einige der schlimmsten Nazi-Verbrecher ihrer gerechten Strafe zugeführt. In Nürnberg wurden vier Ärzte wegen ihrer Beteiligung am sogenannten Euthanasieprogramm der Nazis, der »Vernichtung lebensunwerten Lebens« (die Ermordung unheilbar Kranker und geistig Behinderter), zum Tod durch den Strang verurteilt, fünf weitere erhielten lebenslange Haftstrafen. Andere Mediziner, aber wahrlich nicht alle, die an grausamsten Verbrechen und Experimenten beteiligt waren, wurden später vor Gericht gestellt. Durch diesen ungeheuren Massenmord ist das Wort »Euthanasie« in Deutschland in Verruf geraten; dabei bedeutet es nur »schöner Tod« und meinte bereits in der Antike ein schnelles, leichtes und schmerzloses Lebensende.

Aber natürlich war die Situation sterbenskranker Menschen im Deutschland der achtziger Jahre nicht weniger tragisch als in anderen Ländern auch. Ungeachtet des furchtbaren Beiklangs, den das Wort »Euthanasie« durch die Nazi-Bestialitäten erhalten hatte, wollten auch hier einige Menschen den unheilbar Kranken helfen. 1980 wurde deshalb von einer Gruppe mutiger Menschen unter Leitung von Hans Henning Atrott die Deutsche Gesellschaft für Humanes Sterben (DGHS) gegründet.

Anders als in vielen Ländern stieß die DGHS jedoch auf keine gesetzlichen Hindernisse, die die Beihilfe zum Freitod verboten hätten (vgl. Seite 26 f). Denn nach deutschem Recht ist es nicht strafbar, einem anderen Menschen unter eindeutigen Umständen das Sterben zu erleichtern, solange dessen Hilfegesuch unzweifelhaft und überzeugend wirkt. Als dann Professor Hackethal 1984 einer Krebspatientin tatsächlich offen Sterbehilfe leistete, hätten manche ihn zwar gerne strafrechtlich verfolgt, aber das Gesetz schützte ihn wie auch andere, die seinem Beispiel später folgten.

Die rund 60 000 Mitglieder starke Deutsche Gesellschaft für Humanes Sterben mit ihren zahlreichen Regionalbüros hat sich in der Öffentlichkeit von Anfang an für die freiwillige, selbstbestimmte Sterbeerleichterung eingesetzt. Sie verurteilt die vor knapp fünfzig Jahren von den Nazis verübten Grausamkeiten als einen Akt der Barbarei, der sich nie wiederholen darf, zieht daraus allerdings nicht die Schlußfolgerung, daß man wegen dieser historischen Erfahrung auch heute noch sterbenskranken, leidenden Menschen das berechtigte Mitgefühl vorenthalten müsse.

Hans Henning Atrott hat mir geschrieben, daß ihm über dreihundert Fälle bekannt seien, in denen sich Menschen mit Zyanid von unerträglichen Qualen selbst erlöst haben. Er ist sogar mehrfach persönlich Zeuge solcher Suizide gewesen. Seine Organisation hält dieses Verfahren für das mit Abstand beste – obwohl die korrekte Ausführung einige Kenntnisse verlangt.

Atrott behauptet, daß Zyanid bei fachkundiger Verwendung keinerlei Schmerzen zur Folge hat.

Es wirke rasch und schmerzlos. »Jeder, der eine korrekt durchgeführte Selbsterlösung mit Zyanid miterlebt hat, würde sich das gleiche wünschen«, erklärt er. Den schlechten Ruf des Zyanids führt er darauf zurück, daß in der medizinischen Literatur nicht immer korrekt zwischen Zyanwasserstoff (HCN, Blausäure, engl. *hydrogen cyanide*) und Kaliumzyanid (KCN, Zyankali, engl. *potassium cyanide*) unterschieden werde.

Laut DGHS haben Wissenschaftler und praktische Erfahrung immer wieder bestätigt, daß der für das Gelingen einer Selbsttötung ausschlaggebende Wirkstoff allein das KCN, Zyankali, ist. Diese Auskunft habe ich auch in anderen Ländern erhalten.

Atrott behauptet ferner, daß bei Schwerstkranken der Tod vielfach so friedlich eintritt, daß nicht einmal die Ärzte den Suizid entdecken und einen natürlichen Tod attestieren. Eine Autopsie würde den wahren Hergang freilich ans Licht bringen.

Für Menschen, die in der chemischen Industrie arbeiten, die richtigen Quellen kennen und einen plausiblen Vorwand haben, ist die Beschaffung von Zyankali kein Problem. Angehörige sonstiger Berufsgruppen dürften es diesbezüglich allerdings schwerer haben, weil die Substanz für ihre tödliche Wirkung berüchtigt ist.

Nach meinem Kenntnisstand ist die Substanz im Endstadium schwerster Erkrankungen zur Selbsterlösung offenbar durchaus geeignet, sollte allerdings mit größter Sorgfalt verwendet werden. Bei unsachgemäßer Handhabung kann ein durch

Zyankali verursachter Tod nämlich durchaus schmerzhaft, in Extremfällen sogar qualvoll sein. Kein um seine Angehörigen oder Freunde besorgter Mensch würde diesen ein so schockierendes Erlebnis zumuten wollen.

Ich persönlich bin mir allerdings nicht so sicher, ob Zyanid in irgendeiner Form tatsächlich einen friedvollen Tod garantiert.

6. Tod à la Hollywood

Seit wir 1980 die Hemlock Society gegründet haben, bin ich immer wieder gefragt worden, ob man sich durch die Injektion von Luft in eine Vene auf eine schmerzlose und unauffällige Weise selbst erlösen könne. Offenbar finden viele Menschen diese anscheinend saubere, unblutige, rasche und schmerzfreie Methode der Lebensverkürzung ausgesprochen anziehend.

Die Verfasser von Detektivgeschichten, namentlich Dorothy L. Sayers, haben dieses Verfahren seit dem Aufblühen des Genres in den zwanziger Jahren immer wieder populär gemacht. Wann immer in einem Hollywoodfilm ein Selbstmord geschieht, bevorzugen die Regisseure die Luftblasenmethode, so in *Sie kehren heim,* einem Film von 1977 über die Rückkehr amerikanischer Veteranen aus dem Vietnamkrieg mit Jane Fonda und Jon Voight in den Hauptrollen. Auch in einer Folge der Krankenhausfernsehserie *St. Elsewhere* wird ein junger Mann gezeigt, der sich auf diese Weise ins Jenseits befördert. »Es sah so einfach und bequem aus«, schrieb mir ein Hemlock-Mitglied. »Ist dieser Eindruck richtig?«

Die medizinische Literatur, soweit ich sie kenne, weiß nur von einem Fall dieser Art zu berichten, und der genaue Hergang des Geschehens ist nie ganz aufgeklärt worden. 1949 injizierte der praktische Arzt Dr. Herman Sander aus New

Hampshire der neunundfünfzigjährigen Krebspatientin Abbie Burotto vierzig Kubikzentimeter Luft in die Vene. Mrs. Burotto befand sich im letzten Stadium einer unheilbaren Krankheit. Unvorsichtigerweise vermerkte Dr. Sander im Krankenbericht: »Der Patientin viermal je zehn Kubikzentimeter Luft intravenös injiziert. Tod trat zehn Minuten nach Beginn dieser Maßnahme ein.« Die Dame, die in dem Krankenhaus die Akten betreute, sah diesen ungewöhnlichen Eintrag und machte sofort bei ihren Vorgesetzten Meldung. Dr. Sander wurde verhaftet.

Dieser Sterbehilfefall erregte seinerzeit in der Öffentlichkeit ungeheures Aufsehen, wobei die Mehrzahl der Stimmen sich für Dr. Sander aussprach. Als er 1950 schließlich vor Gericht gestellt wurde, plädierte Dr. Sander auf »nicht schuldig« und leugnete strikt, daß die Luftinjektion den Tod der Patientin verursacht habe. Ein als Zeuge geladener Kollege sagte aus, daß er am Morgen von Mrs. Burottos Todestag bei ihr keinen Puls habe fühlen können und daß sie zum Zeitpunkt der Luftinjektionen womöglich schon tot gewesen sei. Eine Krankenschwester gab zu Protokoll, daß die Frau nach ihrer Auffassung bereits vor Dr. Sanders Visite tot gewesen sei.

Obwohl das Gericht Dr. Sander freisprach, wurde ihm die Approbation entzogen. Wieder ging ein Aufschrei der Empörung durch die Öffentlichkeit, und so wurde diese Maßnahme später widerrufen. Angeblich soll Dr. Sanders Praxis nach dem Skandal deutlich besser gegangen sein als vorher.

Doch die Frage lautet: Funktioniert diese Methode überhaupt? Handelt es sich dabei um eine für den Patienten wie für den Arzt zweckdienliche Form der Sterbehilfe?

Eine Luftinjektion würde bei einer Autopsie vermutlich entdeckt werden, weil die Luftblasen sich wahrscheinlich in der rechten Herzkammer ansammeln. Ärzte, die über die Methode gründlich nachgedacht haben, vertreten die Ansicht, daß zwar einige Bläschen vielleicht in die Lungen kommen könnten, der Luftembolus im Herzen selbst jedoch verhindere, daß noch irgend etwas in die Lunge gelange.

Ein Anatomieprofessor meinte dazu: »Was man spürt, ist natürlich unmöglich zu sagen, weil ich mir nicht vorstellen kann, daß jemand die Injektion von so viel Luft überlebt, die seine Herzkammern ganz ausfüllt. Geringe Luftmengen dagegen würden das Herz schlicht passieren und die Funktion der kleinen Lungensegmente zusammenbrechen lassen, vermutlich ohne daß der Betreffende dies überhaupt merkte.«

Dr. Colin Brewer, ein Arzt und Psychiater in London, der sich seit zwanzig Jahren mit den verschiedenen Formen der Sterbehilfe beschäftigt, erklärte mir: »Soweit ich noch aus dem Studium weiß, verursacht eine Luftembolie ganz sicher einen raschen Tod, aber ob ein solcher Tod besonders angenehm ist, vermag ich nicht zu sagen. Da dieser Fall außerdem ausgesprochen selten auftritt, glaube ich auch nicht, daß es viele Leute gibt, die darüber etwas Erhellendes mitteilen können. Ganz sicher müßte man sehr rasch eine ziemlich große Menge Luft injizieren, da sie andernfalls absorbiert würde, bevor das Blut das Herz erreicht. Krankenschwestern sind geradezu fanatisch darauf bedacht, vor einer Injektion auch noch die kleinste Luftblase aus dem Zylinder zu entfernen, aber soweit ich weiß, müßte man mindestens zwanzig Kubikzentimeter injizieren, und das wären dann schon verdammt viele Bläschen. Zudem müßte die Luft in eine Vene injiziert werden, und ich nehme an, daß die meisten Leute bei sich selbst damit ziemliche Schwierigkeiten hätten, besonders ältere Menschen, bei denen man mit der Nadel ohnehin nicht so leicht in die Venen hineinkommt.«

Der Krebsspezialist Professor Yvon Kenis, der auch Vorsitzender der belgischen Gesellschaft für Sterbehilfe ist, hat mir einmal erzählt, er habe in seinem langen Berufsleben nie mit einem Fall von Luftinjektion zu tun gehabt, obwohl er natürlich an der Universität von den damit verbundenen Risiken gehört habe.

»Ich habe den Eindruck, daß diese Methode nicht besonders geeignet ist und kaum einen angenehmen Tod garantiert«, sagte er. »Außerdem wäre es extrem schwierig, sich auf diese Weise selbst zu töten. Während der Injektion könnte bereits die erste Luftdosis zu einem zeitweiligen Herzstillstand und einer Ohnmacht führen. Selbst wenn diese Symptome wieder nachlassen, könnten gleichwohl schwere Beeinträchtigungen zurückbleiben, etwa Lähmungserscheinungen oder chronische Gehirnschäden. Ich muß allerdings betonen, daß dies nur Annahmen sind und daß ich in dieser Frage keine wissenschaftlichen Erkenntnisse besitze.«

Eine der weltweit bedeutendsten Kapazitäten für angewandte Sterbehilfe, der holländische Arzt Dr. Pieter V. Admiraal, der auch die Broschüre *Justifiable Euthanasia. A Guide to Physicians* verfaßt hat, bezeichnet die Luftbläschenmethode als unpraktikabel, unangenehm und grausam. »Um jemanden auf diese Weise zu töten, müßte man in eine große Vene möglichst nahe am Herzen mindestens hundert bis zweihundert Milliliter Luft injizieren. Man müßte das ganze Herz auf einmal mit Luft vollpumpen. Das Herz würde aber wahrscheinlich einige Zeit weiterschlagen, vielleicht fünf bis fünfzehn Minuten, und während der ersten Minuten wäre der Patient vermutlich noch bei Bewußtsein.«

All dies erhellt, daß der Versuch, den Tod durch eine Luftembolie herbeizuführen, eine äußerst unbefriedigende Form der Selbsterlösung oder der Sterbeerleichterung darstellt.

7. Exzentrische Wege

Es ist mir nicht leichtgefallen, dieses Kapitel zu schreiben. Aber mir bleibt wohl keine andere Wahl. Fast täglich schreiben mir Menschen von irgendwelchen Verfahren der Selbsttötung, von denen sie gehört oder die sie sich selbst ausgedacht haben. Ich muß einen Gutteil meiner Arbeitskraft darauf verwenden, diesen Leuten mitzuteilen: »Nein, davon halte ich nichts.«

Nicht wenige fühlen sich offenbar durch seltsame, häufig befremdliche Verfahren der Selbsttötung angezogen. Deshalb werde ich mich im folgenden mit besonders ausgefallenen Suizidformen beschäftigen. Verzichtete ich in diesem Buch auf die Behandlung dieser Frage, dann würde ich vermutlich jede Menge Post von Menschen bekommen, die sich betrogen fühlen. Lassen Sie mich deshalb mit einigen in der Tat absonderlichen Selbstmordtechniken beginnen.

An einem Tag des Jahres 1986 lösten die Strahlen der aufgehenden Sonne in Seattle den Mechanismus eines Gerätes aus, das seinen eigenen Konstrukteur erschoß. Dieser Mann, ein verwirrter, unglücklicher Elektroingenieur, hatte am Fenster seines Motelzimmers eine fotoelektrische Zelle installiert. Von ihr führte ein Draht zu einem Gerät, das er sich auf die Brust montiert hatte. Dort brachte die Energie der Fotozelle bei Sonnenaufgang einen Feuerwerkskörper zur Explosion, der damit einen Schlagbolzen aktivierte, der seinerseits einen Schuß mitten ins Herz des Mannes auslöste. Angesichts des beruflichen Hintergrunds des Opfers muß man in diesem Fall wohl von einem »stilvollen Abgang« sprechen.

Ein anderer unter Depressionen leidender Mann und Sammler von Klapperschlangen ließ sich in Kalifornien von einem seiner Lieblinge fünf- oder sechsmal in die rechte Hand beißen. Kurz darauf erlitt er einen tödlichen Herzanfall.

Unter dem Gesichtspunkt der Entschlossenheit ist die folgende Geschichte, die sich 1987 ereignet hat, wohl kaum zu übertreffen. Damals warf sich ein zweiundzwanzigjähriger Engländer, den seine Freundin verlassen hatte, vor vier Pkws und einen Lastwagen, versuchte – als dies erfolglos blieb – sich selbst zu erwürgen und sprang schließlich aus einem Fenster. Im Krankenhaus konnte man später lediglich leichte Verletzungen feststellen.

Ein unter AIDS leidender dreiundzwanzigjähriger Österreicher brachte sich um, indem er mit dem Wagen in einen entgegenkommenden Zug raste. Mit dem Auto gegen irgendwelche Hindernisse oder gegen einen Baum zu rasen kommt häufig vor, wahrscheinlich, weil es meist wie ein Unfall aussieht. Nach offiziellen Statistiken begehen in den USA alljährlich rund 30 000 Menschen Suizid – in anderen Ländern liegt die Rate noch wesentlich höher – aber Fachleute, die sich mit dem Verhalten von Sterbewilligen befaßt haben, weisen darauf hin, daß die tatsächliche Rate ganz sicher doppelt, wenn nicht dreimal so hoch ist, weil viele Selbsttötungen nicht als solche erkannt werden.

Auf Suizidverfahren wie die Tötung durch elektrischen Strom, Erhängen, Ertränken, Erschießen, Vergasen, die Einnahme giftiger Pflanzen oder von Reinigungsmitteln werde ich hier nicht näher eingehen, da keine dieser Methoden für Menschen akzeptabel ist, die wie ich die freiwillige Sterbehilfe für unheilbar Kranke befürworten. Ich möchte jedoch kurz auf die Nachteile dieser Methoden zu sprechen kommen.

Tötung durch Stromschlag: Bisweilen werden Arbeiter durch einen starken Stromschlag getötet, manche haben aber auch wie durch ein Wunder überlebt; von ihnen haben einige schwere Lähmungen oder sonstige Verletzungen davongetragen. Heutzutage sind die meisten elektrischen Systeme aber durch Sicherungen und Abschaltmechanismen so gut geschützt, daß im Belastungsfall sofort ein Kurzschluß auftritt und die Stromzufuhr unterbrochen wird. Manche Leute wollen einen Elektroheizer mit in die Badewanne nehmen. Vielleicht ist diese Methode wirksam, vielleicht aber auch nicht. Vergessen Sie jedoch nicht, daß derjenige, der Sie unter solchen Umständen findet, möglicherweise ebenfalls einen starken Stromschlag erhält. Wenn Sie kein Elektrofachmann sind, sollten Sie von dieser Methode der Selbsterlösung absehen.

Erhängen: Wer sich das Leben durch Erhängen nimmt, will fast immer einen anderen schockieren, verletzen oder bestrafen. Deshalb lehnen die meisten Sterbehilfebefürworter dieses Verfahren ab. Wenigstens ein mir bekanntes Mitglied der Hemlock Society ist allerdings in diesem Punkt nicht meiner Meinung: »Man braucht nicht mehr als fünfzehn ungestörte Minuten, ein Stück Seil . . .; man ist nicht auf die Mithilfe eines Arztes angewiesen . . .; das Ganze geht sehr rasch . . ., man ist innerhalb von Sekunden bewußtlos und bereits nach ein paar Minuten tot. Außerdem ist es schmerzlos.« Aber als ich den Mann dann fragte, ob er von seinen Angehörigen oder engen Freunden gefunden werden möchte, verneinte er dies. Selbst wenn man es einem Polizisten oder Sanitäter überläßt, hinterher den Strick durchzuschneiden, ist ein Tod durch Erhängen meiner Ansicht nach immer noch ein ziemlich egoistisches Unternehmen. Ich habe noch nie gehört, daß irgendein Mitglied einer Sterbehilfegesellschaft sich aufgehängt hätte.

Ertränken: Unterkühlung in eiskaltem Wasser führt rasch zum Tod. Je niedriger die Temperatur, um so rascher das Ende. Aber auch hier besteht eine relativ große Gefahr, daß der Sterbewillige doch noch gerettet wird. Außerdem bleiben für die Hinterbliebenen einige Fragen offen: Handelt es sich wirklich um eine bewußte Selbsttötung? Wird die Leiche gefunden? Verschlingt die Suche nicht vielleicht zu viele öffentliche Mittel?

Erschießen: Ein solches Lebensende ist für die Befürworter der Sterbehilfe alles andere als wünschenswert. Ich habe von einigen gehört, die sich erschossen haben, weil sie ihre Schmerzen nicht mehr ertragen konnten. Weit weniger Frauen als Männer erschießen sich. In den Vereinigten Staaten werden insgesamt fünfzig bis sechzig Prozent aller Selbsttötungen mit einer Waffe begangen. Meist wird der Lauf einer Pistole in den Mund geschoben und dann aufwärts Richtung Gehirn geschossen. Einige, die sich in die Schläfe geschossen haben, sind mit dem Leben davongekommen. Es gibt auch Menschen, die sich in die Brust schießen und dabei auf ihr Herz zielen. Aber gerade diese Methode ist nicht sicher. Als sich die amerikanischen Besatzungstruppen 1945 Tokio näherten, traf General Todscho, der japanische Ministerpräsident, Vorbereitungen, sich zu erschießen. Er ließ sich von seinem Arzt die Stelle seines Herzens mit einem Kreidekreuz auf der Brust markieren und schoß mit einem .32 Colt hinein, als die Soldaten sein Haus betraten. Aber obwohl er sich schwer verletzte, verpaßte er sein Herz und wurde, nachdem er wieder genesen war, vor ein Kriegsgericht gestellt. Drei Jahre später wurde Todscho aufgehängt.

In der medizinischen Literatur wird auch von einem Mann berichtet, der aus Angst, es könne etwas schiefgehen, sich in die eine Schläfe mit einer .32 und in die andere mit einer .22 Pistole schoß. Es erstaunt nicht weiter, daß er damit sein Ziel auch tatsächlich erreichte.

Je größer die Waffe, um so größer ist natürlich ihre Wirkung. Hohlkopfgeschosse verursachen besonders große Wunden. Eine 22kalibrige Waffe dagegen ist nur selten tödlich, und zur Selbsttötung unbedingt entschlossene Menschen müssen eine solche Pistole nicht selten zweimal abfeuern. Es steht ganz außer Frage, daß eine Handfeuerwaffe einen gewaltsamen, blutigen Tod verursacht, aber viele ziehen diese Art des Sterbens gleichwohl vor, weil ein Schuß meist rasch, sicher und schmerzlos tötet. Sterbehilfeorganisationen empfehlen diese Methode allerdings im allgemeinen nicht, weil sie zu »schmutzig« ist (wer macht hinterher sauber?) und weil sie ein einsames Sterben bedeutet, was die Anhänger der Sterbehilfe (die einen sanften Tod im Kreis der Lieben befürworten) gerade vermeiden wollen.

Autoabgase: Immer wieder gibt es Menschen – vor allem zum gemeinsamen Sterben entschlossene ältere Paare –, die sich selbst den Tod geben, indem sie bei laufendem Motor die Abgase ihres Autos in das Wageninnere leiten. Dazu bedarf es nur eines – auf den Auspuff passenden – ausreichend langen Schlauches, der durch eines der Fenster in das luftdicht abgeschlossene Wageninnere geführt wird. Eine kleine, gründlich versiegelte Garage würde die Benutzung eines Schlauches erübrigen, in einem solchen Fall müßte allerdings sichergestellt sein, daß der Benzintank voll ist und der Motor auch tatsächlich zwei bis drei Stunden durchläuft. Die größten Nachteile liegen darin, daß entweder der Motor ausgeht oder der Lebensmüde vorzeitig entdeckt wird. Wann der Tod eintritt, hängt vom Gasanteil der Atemluft ab, aber Menschen, die sich für diese

Methode entscheiden, werden offenbar relativ rasch bewußtlos und gleiten dann langsam in einen friedlichen Tod hinüber. Einige Befürworter der Sterbehilfe sprechen sich für diese Form der Selbsterlösung aus.

Gasherde und -öfen: Dieses Verfahren ist nicht mehr praktikabel, da heute natürliches Erdgas an die Stelle des früher üblichen, das viel giftiger war, getreten ist.

Haushaltsreinigungsmittel: Unter fast jeder Küchenspüle findet man heutzutage Mittel, die zum Tod führen können. Bleichmittel, Laugen und Abflußreiniger beispielsweise enthalten nicht selten tödliche Wirkstoffe. Sie verursachen allerdings einen äußerst schmerzhaften Tod, und in bestimmten Fällen ist Rettung möglich. Ich habe von Menschen gehört, die sich nach der Einnahme von Laugen vor Qualen durch geschlossene Fenster gestürzt haben.

Holzkohledämpfe: Bisweilen sind schon Menschen versehentlich ums Leben gekommen, weil sie in Zelten oder unbelüfteten Räumen ein Holzkohlefeuer entzündet haben. Einige dieser Pechvögel sind zum Glück noch rechtzeitig entdeckt und gerettet worden. Dieses Verfahren ist viel zu ungewiß und kommt deshalb für die Sterbehilfe überhaupt nicht in Frage. Außerdem könnten andere Menschen gefährdet werden, falls es zu einer Explosion kommt. Ich bin immer wieder erstaunt, wie viele Leute diese Methode ernstlich in Betracht ziehen und rate grundsätzlich davon ab.

Giftige Pflanzen: Viele Menschen scheinen fast

von dem Gedanken besessen, sie könnten mit einer Pflanze aus ihrem eigenen Garten ihrem Leben ein »natürliches« Ende bereiten. Immer wieder erhalte ich Briefe mit solchen Nachfragen. Ja, der Schierling, der Fingerhut, aber auch der Oleander und einige andere Pflanzen enthalten vielfach tödliche Gifte. Aber in welcher Dosierung? Das weiß niemand so genau, weil die Wirkung der Gifte vom Alter der Pflanze, vom Allgemeinbefinden des betreffenden Lebensmüden, vom Mageninhalt und so fort abhängt. Was Kinder – die häufigsten Unfallopfer – bereits umbringt, ist für einen Erwachsenen noch lange nicht tödlich. Alles, was ich bisher über Pflanzenvergiftungen gelesen habe, deutet darauf hin, daß dies Verfahren riskant und schmerzhaft ist. Dabei reichen die Symptome von Übelkeit und Erbrechen bis hin zu Krämpfen und blutigen Durchfällen. Auch ein verbrannter Mund, Schwindelgefühle und Sehstörungen gehören zu den Nebenwirkungen. In einem Bericht über ältere Patienten, die Oleanderblätter gekaut hatten, heißt es im *Western Journal of Medicine* (12/89), die tödliche oder nichttödliche Wirkung der Pflanze sei von Alter und Gesundheitszustand der Patienten, der Oleanderspezies und der Zubereitung der Blätter abhängig. Außerdem: Obwohl man bereits seit dem Mittelalter aus der Identifizierung und Benennung der Pflanzen eine Wissenschaft gemacht hat, ist es bis heute nicht gelungen, die Toxizität von Pflanzen genau zu bestimmen. Viel hängt nämlich vom Standort der

Pflanze und der Erntezeit ab. Zusammenfassend kann ich deshalb nur sagen, daß die Einnahme giftiger Pflanzen meiner Ansicht nach ein viel zu unzuverlässiges und schmerzhaftes Verfahren ist. Wie verzweifelt Sie auch sein mögen, ziehen Sie diese Methode gar nicht erst in Betracht!

Erfrieren: Ein etwas weniger abwegiges, im Einzelfall durchaus denkbares Verfahren der Lebensverkürzung ist der Tod durch Erfrieren auf einem Berg. Allerdings ist diese Art zu sterben ganz sicher nicht jedermanns Sache. Wer sich für diesen Weg entscheidet, sollte im übrigen fest entschlossen sein und sich in und mit den Bergen auskennen. Außerdem muß er natürlich noch über die für den Aufstieg nötigen Kräfte verfügen. Ein paar mir persönlich bekannte unheilbar Kranke sind ohne viel Aufhebens am Nachmittag auf ihren Lieblingsberg gestiegen, und zwar so hoch, daß sie, je nach Jahreszeit, oberhalb der Frostgrenze waren. Die Anreise haben sie mit öffentlichen Verkehrsmitteln gemacht, um nicht durch ein geparktes Auto ihre Anwesenheit zu verraten. Oben auf dem Berg haben sie sich dann leicht bekleidet an einer einsamen Stelle niedergelassen und ihr Ende erwartet. Ich kenne aber auch Menschen, die ein Beruhigungsmittel einnehmen wollen, um rascher in ihren Todesschlaf zu versinken. Soweit heute bekannt, verliert der Mensch bei einem gewissen Grad von Unterkühlung irgendwann das Bewußtsein und stirbt innerhalb weniger Stunden. In einem wirklich kalten Klima besteht natürlich keine Notwendigkeit, einen Berg zu ersteigen.

Diese Art der Selbsttötung wurde ursprünglich von den Eskimos praktiziert, die sich auf Eisschollen ins Meer hinaustreiben ließen, aber auch von alten Japanern, die zu diesem Zweck auf Berge stiegen. Nach japanischer Überlieferung mußte der Sohn den Vater, falls dieser selbst nicht mehr die Kraft dazu hatte, auf dem Rücken den Berg hinauftragen. Bei den Eskimos hatte der geschilderte Brauch den Zweck, die auf rasche Fortbewegung in der Tundra angewiesenen Jägerstämme nicht durch alte und gebrechliche Menschen in ihrem Überlebenskampf zu belasten. In Japan war Armut der Grund. Ich glaube nicht, daß die Aussetzung der Alten bei den beiden genannten Völkern heute noch üblich ist, aber einige Sterbehilfeanhänger ziehen diese Methode der Lebensverkürzung offenbar anderen Praktiken vor.

Rezeptfreie Arzneien: Da die Ärzte sich weigern, zur Selbsttötung geeignete pharmazeutische Präparate zu verschreiben, erhalte ich fast täglich Briefe von Menschen, die wissen wollen, ob bestimmte rezeptfreie Arzneien ebenfalls den Tod herbeiführen. Gewiß gibt es einige rezeptfreie Präparate, die stark genug sind, dem Leben eines Menschen ein Ende zu setzen, aber ein solcher Tod dürfte meistens langwierig und schmerzhaft sein, falls der Versuch nicht überhaupt mißlingt. Starke Dosierungen von Aspirin beispielsweise können die Magenschleimhaut für mehrere Tage verätzen. Außerdem dauert es lange, bis die Wirkung dieser Präparate voll einsetzt, so daß der

Selbsttötungsversuch meistens entdeckt wird und im Krankenhaus endet. Es können aber auch dauerhafte Gehirn- oder sonstige Schäden zurückbleiben. Ich kann es gar nicht nachdrücklich genug betonen: Wer seinem Leben ein Ende bereiten möchte, sollte unter gar keinen Umständen rezeptfreie Arzneimittel verwenden. Solche Mittel können bei Überdosierung häufig schlimme Folgen haben.

8. Das Dilemma der vollständig Gelähmten (Tetraplegiker)

Nicht viele vollständig – das heißt an allen vier Extremitäten – gelähmte Menschen haben den Wunsch, sich zu töten, aber manche möchten dies doch. Mit dieser kleinen Minderheit will ich mich auf den folgenden Seiten befassen.

Wohl kein Aspekt der Sterbehilfe ist so umstritten wie ihre Anwendung bei Behinderten. Ich brauche dieses Thema nur zu erwähnen, und schon gelte ich bei meinen Kritikern als Nazi, der nichts lieber möchte, als diese für die Gesellschaft »zur Last gewordenen« Menschen loszuwerden. Aber das ist ganz sicher nicht mein Wunsch. Allerdings respektiere ich das Recht jener kleinen Zahl von Tetraplegikern, die entweder jetzt oder irgendwann in Zukunft ihrem Leben ein Ende bereiten möchten, ohne sich von religiösen Fundamentalisten belehren oder bevormunden zu lassen.

Als ich 1980 im englischen Oxford an einer Weltkonferenz über Sterbehilfe teilnahm, sprach mich ein junger Mann im Rollstuhl an und bat mich um ein vertrauliches Gespräch. James Haig war bei einem Zusammenstoß mit einem Auto vom Motorrad gestürzt und mit 24 Jahren vom Hals an abwärts völlig gelähmt. Nur seine rechte Hand konnte er noch ein wenig bewegen, was es ihm gestattete, einen elektrischen Rollstuhl zu bedienen. Er hatte vier Jahre lang zu akzeptieren versucht, daß er – ein ehemals aktiver Sportler und Familienvater – jetzt ein 84 Pfund schwerer Gelähmter war. Man hatte ihn in den besten Kliniken gepflegt und ihn auch psychologisch intensiv betreut. Eine Unfallversicherung hatte überdies reichlich Geld ausgeschüttet, so daß er finanziell abgesichert war.

Aber James wollte diesen Zustand nicht hinnehmen. Gegen ihren Wunsch ließ er sich von seiner Frau scheiden. Er schloß sich EXIT, der britischen Gesellschaft für freiwillige Sterbehilfe, an, mußte aber feststellen, daß man ihm zwar durchaus Sympathie entgegenbrachte, ihm jedoch nicht direkt helfen konnte. Zweimal versuchte James, sich selbst umzubringen. Einmal fuhr er mit seinem Rollstuhl in einen Fluß, blieb aber im Schlamm stecken. Beim zweiten Mal bat er einen Freund, ihm in einem Motelzimmer ein tödliches Präparat einzuflößen, aber der Freund änderte im letzten Augenblick seine Meinung. James Haigs Fall wurde so bekannt und war so mitleiderregend, daß die Londoner Zeitungen mehrmals über den jungen Mann berichteten.

Als wir uns auf jener Tagung in Oxford trafen, erläuterte er mir seine Philosophie. Ungeachtet all der Pflege, Liebe und der finanziellen Mittel, die er erhalten habe, könne er in seinem reduzierten Zustand einfach nicht weiterleben, erklärte er mir. Er wollte unbedingt sterben. »Helfen Sie mir zu sterben, Derek«, flehte er mich an. Ich erhob Einwände dagegen. »Aber Sie haben doch Jean auch geholfen zu sterben, warum dann nicht mir?«

Man hatte 1978 beinahe ein Strafverfahren gegen mich eröffnet, weil ich meiner unheilbar kranken Frau Jean geholfen hatte zu sterben (vgl. das Buch *Jean's Way* und das Stück *Is This The Day?*). Gerade erst hatte ich in Amerika die Hemlock Society gegründet. Deshalb erklärte ich James, daß ich erstens nur bereit sei, bei einem mir nahestehenden Menschen gegen das Gesetz zu verstoßen, das aktive Sterbehilfe verbietet, und daß ich zweitens eine langfristige öffentliche Diskussion in Gang gesetzt hätte mit dem erklärten Ziel, die ärztliche Mitwirkung an der Erlösung unheilbar Kranker gesetzlich zu ermöglichen. Wenn ich deshalb noch in einem weiteren Fall Sterbehilfe leisten würde – zudem noch bei einem Fremden –, so verstoße das gegen meine ethischen Grundsätze und könne außerdem meinen Reformbemühungen schaden. Ich drängte ihn deshalb, sich in dieser Sache an einen ihm nahestehenden Menschen zu wenden. Er war zwar enttäuscht, ich hatte aber den Eindruck, daß er mich verstand.

Ein paar Monate später las ich in der Zeitung, daß James tatsächlich Selbstmord begangen hatte, und zwar indem er sein Haus angezündet hatte und jämmerlich verbrannt war. Ich werde ihn nie vergessen, und nicht anders wird es gewiß auch anderen Menschen ergehen, die James um Hilfe gebeten hat.

Wie schwierig die Frage nach der Berechtigung

von Sterbehilfe für Behinderte häufig sein kann, zeigt auch der Fall Elizabeth Bouvia – allerdings diesmal unter umgekehrten Vorzeichen. Diese wegen einer Gehirnlähmung von Geburt an bewegungsunfähige Dame gelangte 1983 zu der Überzeugung, daß ihr Leben unter diesen Umständen nicht länger lebenswert sei, und ließ sich in eine kalifornische Klinik einweisen. Dort bat sie um Erlaubnis, sich zu Tode hungern zu dürfen.

Die Klinik weigerte sich, darauf einzugehen, und versuchte gerichtlich, eine Zwangsernährung zu erwirken. In der ersten Verhandlung verlor Elizabeth Bouvia, die zweite hingegen gewann sie: In Kalifornien ist Zwangsernährung nicht erlaubt. In einem Fernsehbericht über die Gerichtsverhandlung trug sie mit großem Nachdruck ihren Wunsch vor, sich zu Tode zu hungern. Der Fall entwickelte sich zu einer internationalen Mediensensation, und Elizabeth erhielt all die Aufmerksamkeit, nach der sie sich offenbar gesehnt hatte. Plötzlich waren sogar ein Buch und ein Film über ihr Leben im Gespräch. Dies alles führte bei ihr augenscheinlich zu einem Meinungsumschwung, jedenfalls ist sie zum gegenwärtigen Zeitpunkt, das heißt Mitte 1990, noch am Leben und wird in einem Krankenhaus in Los Angeles betreut.

Den mir bekannten Fällen behinderter Menschen, die es sich noch einmal anders überlegt haben, stehen mindestens ebenso viele Beispiele von Menschen gegenüber, die ihre ursprüngliche Absicht auch in die Tat umgesetzt haben. Ich habe bei Hemlock-Versammlungen des öfteren

Schwerbehinderte getroffen, deren Standpunkt sich zusammenfassend etwa so darstellen ließe: Sie möchten sich die Möglichkeit der Lebensverkürzung für den Fall offenhalten, daß sie eines Tages in einen Zustand körperlichen Siechtums geraten, wie er bei erzwungener physischer Inaktivität so häufig zu verzeichnen ist. Einige der Behinderten, die ich in den frühen achtziger Jahren kannte, haben sich inzwischen selbst umgebracht, andere erfreuen sich bis heute ihres Lebens.

Wie James Haigs Geschichte zeigt, besteht das eigentliche Dilemma der Tetraplegiker darin, daß sie nicht wissen, wie sie ihrem Leben allein ein Ende setzen sollen. Im Archiv der Hemlock Society finden sich herzbewegende Berichte über Menschen, die Lebensmüde auf deren ausdrücklichen Wunsch hin erstickt, erschossen, ihnen die Kehle durchgeschnitten oder tödliche Präparate eingeflößt haben. Häufig sind strafrechtliche Konsequenzen und Gefängnisstrafen die Folge. Im folgenden Brief eines weiblichen Hemlock-Mitglieds wird das Problem aus eigener Erfahrung dargestellt: »Seit ich vor drei Jahren einen Autounfall hatte, bin ich von den Schultern abwärts vollständig gelähmt. Die von mir bereits vor dem Unglück ausgefüllte Patientenverfügung hatte ich zum Unfallzeitpunkt nicht dabei. Als ich wieder aufwachte, fand ich mich von Monitoren umgeben, an ein Atemgerät angeschlossen, mit punktierten Lungen und gebrochenem Genick auf der Intensivstation wieder. Allmählich wurde ich mir der ganzen Tragweite meiner Situation bewußt, mußte aber feststellen, daß ich nicht einmal darum bitten konnte, das Atemgerät abzuschalten.

Geistig bin ich noch voll da und bekomme alles mit, doch ansonsten ist mein Leben nur mehr ein Dahinvegetieren. Ich kann nichts für mich selbst tun. Wie dankbar wäre ich, wenn ich jemanden finden könnte, der mir hilft, mich selbst zu erlösen, denn unter diesen Umständen werde ich meines Lebens nie mehr froh sein. Allerdings ist auf solchen Beistand erst zu rechnen, wenn die Gesetze geändert werden oder ein medizinisch bewanderter Mensch, der vor den juristischen Konsequenzen keine Angst hat, sich bereit findet, mir zu helfen.

In meiner gegenwärtigen Situation fühle ich mich wie eine Gefangene und habe die Hoffnung auf Hilfe schon fast aufgegeben. Mein Leben hat jede Würde eingebüßt, und ich sitze hier in meinem Stuhl und warte eigentlich nur noch auf den Tod ... Ein solch perspektiv- und würdeloses Leben ist mindestens genauso schlimm, wenn nicht gar schlimmer als eine unheilbare Krankheit, die wenigstens die Aussicht auf ein Ende bietet, während mein Leben noch viele, viele Jahre so weitergehen kann.«

Was aber können diejenigen von uns, die auf dem Standpunkt stehen, daß Schwerstbehinderten unter genau definierten Bedingungen das Recht zur Selbsterlösung zusteht, tun, um diesen Menschen zu helfen? Noch hat in den westlichen

Gesellschaften eine aktive Sterbehilfe gravierende juristische Konsequenzen. Sollte jedoch die gesetzliche Möglichkeit geschaffen werden, daß Ärzte unter bestimmten Voraussetzungen unheilbar Kranken aktive Sterbehilfe leisten können, so würde vermutlich auch die Einstellung in der Öffentlichkeit gegenüber anderen Ausnahmefällen toleranter. Denn diese sind so selten, daß sie keine eigene gesetzliche Regelung rechtfertigen.

Falls ein Schwerstbehinderter und ein Hilfewilliger zu der festen Überzeugung gelangen, daß in dem konkreten Fall Sterbehilfe den einzigen Ausweg bietet, dann sollten sie sich nach gewissenhafter Abwägung aller übrigen Umstände auf ein sicheres und sanftes Verfahren einigen, das ein Höchstmaß an Diskretion gewährleistet. Ein Sprichwort lautet: »Not kennt kein Gebot.« Wer gegebenenfalls bereit ist, einem lebensmüden Schwerstbehinderten das Sterben zu erleichtern, sollte mit dem Betreffenden das Für und Wider dieser Entscheidung ausführlich diskutieren und auch die notwendige moralische Unterstützung gewähren.

Nachdem ich jetzt zwölf Jahre lang immer wieder solche Fälle beobachtet habe, bin ich zu der Überzeugung gelangt, daß enge Verwandte lebensmüder Schwerstbehinderter vor Gericht mit mehr Nachsicht rechnen können als Freunde. Ich nehme an, daß die Richter dabei noch immer den alten Vorstellungen von Blutsbanden und Verwandtschaft eine nicht geringe Bedeutung beimessen. Bisweilen aber ist ein Lebensmüder auf die Unterstützung eines Freundes angewiesen – entweder weil er keine Angehörigen mehr hat oder weil ihm sonst niemand helfen will.

9. Selbsterlösung durch Hungertod

Es gibt Leute, die den freiwilligen Hungertod für die ideale Form der Lebensverkürzung halten. Besonders sehr alte Menschen scheinen diese Form des Sterbens zu bevorzugen, wie aus vielen glaubwürdigen Berichten hervorgeht. Allerdings ist dieser Weg nicht ganz so einfach, wie es zunächst vielleicht den Anschein haben mag. Denn wer sich zu Tode hungern möchte, muß verschiedenes beachten.

Auffallend ist, daß es kaum medizinische Untersuchungen gibt, die sich detailliert mit den Auswirkungen des Sterbens durch Hungern beschäftigen. Mit diesem Thema wollen sich die Ärzte offenbar tunlichst nicht auseinandersetzen. Immerhin befassen sich einige Studien mit der Frage, wie sich ein Hungerstreik auf den menschlichen Organismus auswirkt. In den meisten Fällen brechen Hungerstreikende ihr Protestfasten rechtzeitig ab, so daß über die tödlichen Folgen bewußter Nahrungsverweigerung nur sehr wenige Erkenntnisse vorliegen. Doch belegen diese Berichte, daß nach dem Verlust von zirka zwanzig Prozent des Körpergewichts Gesundheitsprobleme auftreten, insbesondere schwere Verdauungsstörungen, Muskelschwäche und, in schlimmen Fällen, geistige Verwirrung. Was zuerst auftritt, hängt vom Allgemeinbefinden des Fastenden ab. Bei einem gesunden Menschen zwischen vierzig und fünfzig hat der Nahrungsentzug erst nach etwa vierzig Tagen lebensbedrohende Folgen. Danach nimmt die Lebensgefahr rapide zu. Wann jedoch der Tod genau eintritt, ist von Individuum zu Individuum verschieden.

In manchen Fällen ist das Fasten bis zum Tode äußerst schmerzhaft. 1987 erteilte ein Gericht in Colorado dem Tetraplegiker Hector Rodas die Erlaubnis, sich zu Tode zu hungern. Die Austrocknung des Gewebes verursachte dem Kranken solche Schmerzen, daß man ihm Morphium geben mußte. Während der fünfzehn Tage, die der medizinisch gut versorgte Rodas brauchte, um sich zu Tode zu fasten, wechselte der Patient ständig zwischen komatischen und Wachzuständen hin und her. Aus meiner Sicht wäre es mitfühlender gewesen, vor allem nachdem das Gericht grünes Licht gegeben hatte, dem Kranken eine tödliche Überdosis zu verabreichen. Aber das hätte gegen das Gesetz verstoßen.

Nach ärztlicher Auskunft bereitet der Nahrungsentzug Patienten, die nur noch vegetativ dahindämmern, keine Schmerzen. Bei angemessener Pflege, wozu auch die regelmäßige Befeuchtung der Lippen gehört, kann dieses Verfahren als durchaus human gelten. Ein Mensch im tiefen Koma verspürt keine Schmerzen und stirbt unter solchen Umständen meist innerhalb von zehn bis vierzehn Tagen. Freilich sind die meisten dieser Patienten bereits seit Jahren bewußtlos und körperlich entsprechend geschwächt.

Eine mir persönlich bekannte Achtundachtzigjährige, der nach einem leichten Schlaganfall und einem Herzinfarkt das Alter zur Last wurde, brauchte immerhin noch 33 Tage, um sich zu Tode zu hungern. Obwohl sie, Mitglied der Hemlock Society, sich ihre Entscheidung reiflich überlegt hatte und zu sterben fest entschlossen war, beschleunigte dies nicht ihr Sterben. Sie hatte auch aufgehört, ihre Herzmedikamente zu nehmen. Sie trank täglich eine halbe Tasse Wasser und befeuchtete ihre Lippen mit Eiswürfeln. Drei Tage vor ihrem Tod traten erstmals leichte Halluzinationen auf, die ihr Arzt mit Thorazin behandelte. Danach schlief sie durch und starb friedlich im Haus ihrer Tochter.

Ihre Tochter erzählte mir später: »Natürlich war es schmerzlich, ihren körperlichen Verfall mit anzuschauen. Ich war überrascht, daß sie so lange überlebte, und dachte, daß sie rasch sterben werde, nachdem sie sich einmal dazu entschlossen und das Digoxin abgesetzt hatte; schließlich war sie eine willensstarke Person. Irgendwann erklärte ich ihr, daß ihr unbedingter Wille zu sterben ihre Lebensgeister möglicherweise sogar noch einmal geweckt habe. Daraufhin entspannte sie sich zusehends und sagte immer wieder: ›Ich bin ganz ruhig und gefaßt.‹ Als die Tage dahingingen, erklärte sie wiederholt, es mache sie sehr glücklich, daß sie von Gefühlen der Liebe und des Wohlwollens für alles erfüllt sei.«

Das Todesfasten erscheint manchen Menschen besonders anziehend. Es vermittelt ein Gefühl der Unabhängigkeit, bestärkt einen darin, ohne Mitwirkung anderer die Verantwortung für den eigenen Tod zu übernehmen. Es beweist aber auch einen aufrichtigen Sterbewillen. Man darf indes nicht übersehen, daß bei diesem Verfahren der Selbsterlösung nicht selten vor Eintritt des Todes noch Krankheiten zum Ausbruch kommen, daß Angehörige und Freunde unter dem Anblick eines Verhungernden leiden können und daß sich die Dauer des Prozesses nicht genau absehen läßt.

Solange ein Mensch, der sich zu Tode fasten möchte, nicht einem ausgesprochen konservativen, ja reaktionären Arzt in die Hände fällt, dürfte es eigentlich keine juristischen Probleme geben. Zahlreiche Gerichtsentscheide in Amerika und Großbritannien unterstreichen, daß selbst unter lebensbedrohlichen Bedingungen eine medizinische Behandlung ohne Zustimmung des Patienten nicht vorgenommen werden darf. In Deutschland haben Gerichte gelegentlich die Zwangsernährung von inhaftierten Personen, die in Hungerstreik getreten waren, angeordnet, sofern dieser lebensbedrohende Folgen befürchten ließ.

10. Todeswunsch
und medizinische Wunder

Eine meiner Tanten starb kürzlich mit über achtzig Jahren an einem Darmbruch. Sie hatte bereits an einigen anderen Krankheiten gelitten, die einzeln oder gemeinsam ohnehin über kurz oder lang ihren Tod herbeigeführt hätten. Es war nur eine Frage, welche ihrer Krankheiten schließlich ihre Lebenskraft brechen würde. Der Tod war für sie eine Erlösung. In den letzten Monaten sagte sie häufig: »Ich bete zu Gott, daß er mich bald zu sich nimmt.« Gleichwohl siechte sie noch monatelang dahin und hatte körperlich und seelisch zu leiden. Sie war durch ihre Krankheiten so geschwächt, daß das Leben ihr keine Freude mehr machte. Zwar wußte sie den Wert meiner Arbeit auf dem Feld der Sterbehilfe durchaus zu schätzen und sprach anerkennend davon, aber ihre religiösen Überzeugungen verboten es ihr, ihr Ende künstlich zu beschleunigen. Natürlich respektierte ich diesen Grundsatz.

Der Wunsch zu sterben allein reicht meiner Ansicht nach noch nicht aus, um den Tod auch tatsächlich herbeizuführen. Natürlich wäre es schön, wenn dieses Verlangen bereits genügen würde. Ich habe schon verschiedentlich von unheilbar kranken Menschen gehört, die systematisch geplante Selbsttötungsversuche unternommen haben, fast gestorben wären und dann wegen unvorhersehbarer Wechselwirkungen zwischen den Präparaten doch am Leben blieben. Im übrigen bin ich fest davon überzeugt: Wenn der Tod unserem Willen unterstellt wäre, dann hätten wenigstens einige dieser Menschen sterben müssen, weil sie doch ohnehin das Endstadium ihrer Krankheit bereits erreicht hatten.

Es gibt Leute, die die vorstehenden Ansichten nicht teilen. Einige von ihnen haben mir im Vertrauen erzählt, daß sie sich im Fall einer unheilbaren Krankheit nur in den richtigen Gemütszustand versetzen müßten, um innerhalb der nächsten 24 Stunden mit dem Atmen aufzuhören. Mehrere in der Geriatrie tätige Ärzte haben mir denn auch bestätigt, daß bisweilen alte, kranke Menschen ankündigen: »Ich werde jetzt sterben«, und innerhalb relativ kurzer Zeit tatsächlich aus dieser Welt scheiden.

In dem Film *Long Time Companion* (1990) gibt es eine bewegende Szene, in der ein junger Homosexueller an AIDS stirbt. In seiner Kritik *(Newsweek)* spricht David Jansen davon, daß der Partner dem jungen Mann »beim Sterben hilft«. Unter dieser Hilfe hat man wohl so etwas zu verstehen wie »mit dem Tod einverstanden sein«. Immer wieder sitzt er am Bett des Kranken und redet mit sanfter Eindringlichkeit auf ihn ein: »Laß einfach los. Hab keine Angst loszulassen.« Und der Kranke stirbt. Natürlich haben wir es hier mit einer erfundenen Geschichte zu tun, und in dem Film werden wir auch nie genau darüber aufgeklärt, wie lange das Sterben des jungen

Mannes eigentlich dauert und wie nahe er zu dem Zeitpunkt, als ihm die »Erlaubnis« erteilt wird, dem Tod ohnehin bereits ist.

Man sollte in Büchern und Filmen verbreitete Vorstellungen vom Sterben stets mit Zurückhaltung betrachten. Das wirkliche Geschehen wird in solchen Phantasieprodukten fast immer verkürzt und stilisiert dargestellt, bisweilen (wie bereits erwähnt) sogar rundweg falsch.

Ungeachtet meiner Skepsis glaube ich allerdings, daß der feste Wunsch zu sterben und das ausdrückliche Einverständnis der Angehörigen damit den Vorgang vielleicht ein wenig erleichtern kann. Unter solchen Umständen ist der Patient von der familiären und sozialen Verpflichtung entbunden, weiterkämpfen zu müssen. In manchen Fällen wird das Ende auch dadurch beschleunigt, daß der Kranke einfach keine Medikamente mehr nimmt. Allerdings ist das Absetzen der Medikamente nicht ganz risikolos und kann neue Leiden verursachen. Ist der Patient jedoch an ein medizinisches Gerät angeschlossen und entschließt er sich, es abschalten zu lassen, dann tritt der Tod meist rasch ein.

Zusammenfassend möchte ich sagen: Bei Schwerstkranken, die sterben möchten, ist der Wunsch nach dem Tod unerläßlich und sogar hilfreich, doch er kann nicht als der eigentliche Auslösemechanismus des Sterbens betrachtet werden.

Viele Schwerstkranke werden von dem Gedanken verfolgt, daß die Wissenschaft ausgerechnet am Tag nach ihrem freiwilligen Tod die Entdekkung einer sogenannten Wunderkur bekanntgeben könnte. Es ist in der Tat nur allzu natürlich, daß ein Mensch, der unter einer schweren Krankheit leidet, darauf hofft, daß der langerwartete wissenschaftliche Durchbruch erfolgt.

Tatsächlich hat die medizinische Forschung in den letzten fünfzig Jahren enorme Fortschritte gemacht, und die Technologie ist an vielen Fronten auf dem Vormarsch. Das ändert indes nichts an der Tatsache, daß viele Krebsformen bis heute nicht heilbar sind, obwohl Früherkennung und ausgeklügelte Behandlungsmethoden so manches Leben retten oder wenigstens verlängern. Gegenwärtig gibt es beispielsweise auch noch keine Therapie gegen die Alzheimersche Krankheit, Lupus (eine chronische tuberkulöse Hautflechte) und die amyotrophe Lateralsklerose. Soweit ich die Entwicklung der heutigen Medizin überblicke, wird es wohl am ehesten gelingen, solchen und ähnlichen Krankheiten durch präventive Maßnahmen beizukommen und nicht erst durch eine nachträgliche Behandlung.

In der medizinischen Literatur habe ich kein Beispiel dafür gefunden, daß über Nacht eine neue Wundertherapie zur Verfügung gestanden hätte. Das Penizillin beispielsweise wurde bereits Ende der zwanziger Jahre entdeckt, erlangte jedoch erst in der zweiten Hälfte der vierziger Jahre seine überragende Bedeutung als Chemotherapeutikum. Große Fortschritte sind auch bei der Bekämpfung der Kinderleukämie zu verzeichnen, aber auch hier zeigt ein Blick in die Medizinliteratur, daß das mindestens ein Jahrzehnt gedauert hat. Vor einigen Jahren wurde das Präparat Interferon international als Heilmittel gegen die meisten Krebserkrankungen gepriesen. Nähere Nachprüfungen ergaben eine nur begrenzte Tauglichkeit des Mittels.

Aber auch wenn plötzlich ein neues Heilverfahren entdeckt wird, kann es oft solchen Patienten nicht mehr helfen, die durch die Krankheit bereits ernsthaft geschädigt sind. Lebenswichtige Organe oder Gewebe können irreversibel zerstört sein, so daß der Patient dem Tod preisgegeben ist und den Leidensweg dorthin abkürzen möchte. Außerdem verursachen zahlreiche Medikationen, vor allem eine intensive Chemotherapie, im Organismus erhebliche Schäden, während sie gleichzeitig die betreffende Krankheit bekämpfen. In solchen Fällen wäre eine Wundertherapie, selbst wenn sie zur Verfügung stünde, zweifellos am Anfang einer Krankheit hilfreicher als in deren Endstadium.

Erkundigen Sie sich bei Ihrem Arzt, ob es auf dem Gebiet der Erkrankung, an der Sie leiden, neue wissenschaftliche Erkenntnisse gibt. Ist dies der Fall, dann sollten Sie sich Auszüge aus der einschlägigen Forschungsliteratur besorgen, damit Sie nach einem weiteren Gespräch mit Ihrem Arzt Ihre eigenen Rückschlüsse ziehen können. Lesen Sie den Wissenschaftsteil der Wochen- und Tageszeitungen – etwaige medizinische Fortschritte werden von der Presse im allgemeinen sofort mitgeteilt. Und besprechen Sie alles, was Sie in Erfahrung bringen, mit Ihrem Arzt.

Medizinischen Fortschritten gehen für gewöhnlich viele Jahre harter Forschungs- und Testarbeit voraus. Danach werden die Verfahren oder die Präparate von staatlichen Stellen sorgfältig geprüft – in Amerika ist dies die Lebens- und Arzneimittelbehörde –, um sicherzustellen, daß keine unerwünschten Nebenwirkungen auftreten.

Fromme Menschen mögen an medizinische Wunder glauben, und das ist ihr gutes Recht. Aber ungeachtet aller medizinischen Künste müssen wir alle einmal sterben. Es sollte daher in das Ermessen eines jeden gestellt werden, darüber zu entscheiden, wann eine medizinische Behandlung abzubrechen und das eigene Leben zu beenden ist.

11. Lagerung der Medikamente

Nehmen wir an, Sie haben sich als »Versicherung« gegen unerwünschte Formen des Sterbens einen geheimen Vorrat tödlicher Präparate zugelegt. Jetzt stellt sich die Frage, wie Sie diese Mittel sicher verwahren und in einem guten Zustand halten können, insbesondere dann, wenn Sie sie so bald nicht brauchen. Vergessen Sie nicht, daß es sich lohnt, das Leben so lange wie eben möglich zu genießen! Im folgenden finden Sie einige Hinweise, wie sich chemische Präparate ohne Qualitätsverlust relativ lange konservieren lassen.

Wo?

Öffnen Sie die Medikamentenbehälter nach Möglichkeit überhaupt nicht, denn das bietet die beste Qualitätsgarantie. Haben Sie das Fläschchen, oder was es auch sei, erst einmal geöffnet, dann sollten Sie etwaige Watte oder Verpackungsmaterial daraus entfernen.

Lagern Sie chemische Präparate nie in der Tiefkühltruhe, es sei denn, Sie sind ganz sicher, daß Sie es mit einem versiegelten, wasserdichten Metallbehältnis zu tun haben. Weder die in Apotheken üblicherweise verkauften Plastikdosen noch Filmtabletten sind frostsicher.

Eine undurchsichtige Dose ist besser als eine

durchsichtige, da das Licht den Wirkstoffen schaden kann. Ein Glas ist einem Plastikbehälter vorzuziehen, weil Glas auf den Inhalt nicht einwirkt. (Auf Flaschen gezogener Wein bleibt häufig jahrhundertelang genießbar.) Für den Ernstfall halte ich persönlich Vesparax bereit, ein Schlafmittel, das ich in der Schweiz gekauft habe. Ich verwahre es in der Originalverpackung in einem geschlossenen Weckglas, das ich in einem dunklen Schrank verstaut habe.

Ungeöffnete Behälter lagert man am besten bei Zimmertemperatur in einem Schrank oder einer Schublade. Sorgen Sie dafür, daß niemand, insbesondere keine Kinder an das Gift herankommen können.

Deponieren Sie die Präparate aber auch nie in der Küche, im Bad oder im Wäschezimmer. Solche Räume sind häufig feucht und Temperaturschwankungen ausgesetzt. Sie sollten Ihre Präparate aber auch vor Licht-, Sonnen- und Hitzeeinwirkung schützen.

Verfallsdaten

Wichtig ist, wie alt das Präparat zum Zeitpunkt des Kaufs ist. Es kommt vor, daß der Apotheker es jahrelang in seinem Lager aufbewahrt und mit einem kurzfristigen Einsatz rechnet, den Sie aber vielleicht gar nicht planen. Achten Sie also auf das Verfallsdatum, das auf der Verpackung angegeben sein muß, da es neben den Angaben über Hersteller, Bezeichnung, Darreichungsform und Bestandteile der Kennzeichnungspflicht für Arzneimittel unterliegt.

Originalverpackt und, wie zuvor beschrieben, sorgfältig gelagert, können Tabletten in der Regel fünf Jahre aufgehoben werden, ohne daß ihre Wirkung wesentlich abnimmt. Danach rechnet man mit einem Wirkungsverlust von etwa zehn Prozent pro Jahr. Sie sollten daher nach fünf Jahren die Dosis jährlich um zehn Prozent erhöhen, das heißt: Fügen Sie dann jährlich pro zehn Tabletten eine Tablette hinzu.

12. Wen soll ich einweihen?

Mit wem möchten Sie überhaupt über Ihren Tod sprechen? Und wollen Sie ihm auch sagen, daß Sie Ihre Selbsttötung planen? Was die erste Frage anbelangt, so kann natürlich niemand als Sie selbst die Antwort geben. Hinsichtlich der zweiten Frage allerdings würde ich Ihnen empfehlen, ganz offen zu sein. Nichts ist schlimmer als Klatsch und Tratsch, und wenn Sie einmal nicht mehr sind, haben Sie keine Möglichkeit mehr, etwaige Gerüchte zu korrigieren.

Eines aber ist unabdingbar: Menschen, die Ihnen sehr nahestehen, sollten über Ihre Absichten informiert sein. Überfallen Sie Ihre Lieben aber nicht aus heiterem Himmel mit solchen Bekenntnissen. Eröffnen Sie das Gespräch darüber zum Beispiel mit der beiläufigen Feststellung, daß Sie einer Sterbehilfeorganisation beitreten wollen oder bereits Mitglied sind. Falls Ihre Lieben darauf nicht reagieren, sollten Sie später noch einmal auf das Thema zu sprechen kommen. Vielleicht hat Ihre Offenbarung Ihren Ehepartner oder Ihre Kinder überrascht, oder sie haben keine Zeit gehabt, in Ruhe über die Tragweite Ihrer Mitteilung nachzudenken. Sprechen Sie nach Möglichkeit mit Ihren Angehörigen über Ihre Absichten, solange Sie noch gesund sind. Schieben Sie das nicht auf die lange Bank.

Vielleicht bringen Ihre Nächsten Ihnen sogar

wesentlich mehr Verständnis entgegen, als Sie zunächst angenommen haben. Eine mir bekannte Frau hielt ihre Absicht, ihrer Mutter Sterbehilfe zu leisten, streng geheim. Nach der Beerdigung erfuhr sie, daß ihre Tante (die Schwester ihrer Mutter) der Hemlock Society angehörte. »Es wäre so hilfreich gewesen, wenn meine Tante mich unterstützt hätte«, erklärte sie. »Ich wäre allerdings nie auf die Idee gekommen, daß wir in dieser Frage die gleiche Wellenlänge haben.«

Setzen Sie aber auch Ihre engsten Freunde von Ihrer Absicht in Kenntnis. Während ihrer letzten Lebensmonate ließ meine erste Frau Jean, wenn sie mit einer ihrer Freundinnen über ihre Krankheit sprach, immer wieder die Bemerkung fallen: »Ich werde mich diesen Qualen nicht bis zum bitteren Ende aussetzen, weißt du. Ich werde etwas dagegen unternehmen.« Eine dieser Freundinnen erinnerte sich hinterher sehr deutlich an diese Bemerkungen, was mir sehr geholfen hat, als die Polizei 1978 wegen Beihilfe zum Selbstmord gegen mich ermittelte, weil nun an dem Sterbewunsch meiner Frau kein Zweifel mehr bestehen konnte. Und obwohl sicher nicht viel gefehlt hat, verzichtete die Staatsanwaltschaft darauf, ein Verfahren gegen mich zu eröffnen.

Wie und mit wem Sie reden, hängt freilich in hohem Maße von Ihren Lebensumständen ab. Sie können natürlich Ihrem(r) besten Freund(in) auch einen Abschiedsbrief hinterlassen, in dem Sie die Gründe für Ihre Entscheidung darlegen. Bitten

Sie den Adressaten darum, dieses Schreiben auch Dritten zu zeigen.

Werden die Zeitungen darüber berichten? Das hängt natürlich in erster Linie davon ab, wer Sie sind und ob die Medien über Ihren Fall berichten möchten. Ich habe schon Dutzende größerer und kleinerer Nachrufe auf mehr oder weniger prominente Persönlichkeiten gelesen, in denen beiläufig mitgeteilt wurde, daß der oder die Betreffende sich wegen dieser oder jener Krankheit das Leben genommen habe. Gelegentlich sehe ich auch Todesanzeigen, in denen es heißt, daß der Verstorbene der Hemlock Society angehört hat und daß man von Blumen und Kränzen absehen und statt dessen dieser Organisation eine Geldspende zukommen lassen möge. Anders als noch vor zehn Jahren wird eine vernunftbestimmte Selbsterlösung heute in weiten Kreisen der Öffentlichkeit durchaus akzeptiert.

Janet Adkins Selbstmord im Juni 1990 erregte nur deshalb solches Aufsehen, weil der Pathologe Dr. Jack Kevorkian ihr mit seiner sogenannten Selbsttötungsmaschine Sterbehilfe geleistet und dies völlig ungeniert öffentlich bekanntgegeben hatte, um den medizinischen Konsens aufzubrechen. Es war ein einzigartiger Fall, der die öffentliche Meinung über Sterbehilfe beeinflußt hat. Miss Adkins war bereits vor Ausbruch ihrer Krankheit der Hemlock Society beigetreten.

Ich habe mich einmal mit einem Reporter aus ihrer Heimatstadt Portland unterhalten. Unter anderem habe ich ihn gefragt, ob der Fall wohl ein ähnliches Echo gefunden hätte, wenn Miss Atkins sich unter gleichen medizinischen Umständen eine Pistole gekauft und sich zu Hause erschossen hätte.

»Das hätten wir überhaupt nicht gemeldet«, erwiderte er.

Es mag ja manchmal so scheinen, als werde in den Zeitungen ständig über Sterbehilfefälle berichtet. In Wahrheit betreffen solche Meldungen aber bestenfalls die Spitze des Eisbergs. Denn die Medien stürzen sich mit Vorliebe auf umstrittene Fälle oder aber auf heftig diskutierte Gerichtsentscheidungen. Sie können mir glauben, daß viele hundert Fälle aktiver und passiver Sterbehilfe unentdeckt bleiben und in den Medien nirgends auftauchen. Und dafür müssen wir wohl dankbar sein, solange die juristische Lage weitgehend ungeklärt ist.

13. Versicherungsfragen

In den zwölf Jahren, seit ich für die Hemlock Society tätig bin, habe ich viele Male die Frage beantworten müssen, ob eine Selbsttötung oder Selbsterlösung oder medizinisch indizierte freiwillige Lebensverkürzung die Lebensversicherer von ihrer Zahlungsverpflichtung entbindet. Seltsamerweise bin ich diesem Problem in der Praxis nur einmal begegnet. Aber natürlich mag es weitere derartige Fälle geben, von denen ich lediglich keine Kenntnis habe.

Gerald Buck, ein Lehrer für Industriedesign aus Boulder, Colorado, war 51 Jahre alt, als ihn im Juli 1986 ein Versicherungsvertreter dazu überredete, zwei langjährige Lebensversicherungen auslaufen, sich seinen guten Gesundheitszustand bestätigen zu lassen und dann eine neue Versicherung abzuschließen. Im Oktober desselben Jahres erkrankte Mr. Buck schwer an Speiseröhrenkrebs. Er wurde operiert und unterzog sich einer Chemotherapie, doch sein Zustand verschlechterte sich weiter. Er wurde durch einen Katheter in der Brust ernährt und litt beständig unter Schmerzen, Übelkeit und Unterleibskrämpfen. Ende Februar 1987 wurde er für einen kurzen Besuch nach Hause entlassen. Nachdem er sich eine Weile mit seiner Frau und seinen Eltern unterhalten hatte, ging er nach oben und erschoß sich.

Die Western States Life Insurance weigerte

sich, seiner Witwe die fälligen 25 000 Dollar zu zahlen, weil er sich innerhalb der vom Staat Colorado festgesetzten Sperrfrist (Karenzzeit) von einem Jahr umgebracht habe. Daraufhin verklagte Mrs. Buck das Versicherungsunternehmen mit dem Argument, die Hauptursache für den Tod ihres Mannes sei die Krebserkrankung gewesen. Wenn er auf sämtliche therapeutische Maßnahmen verzichtet hätte, was bei derart schwerwiegenden Krebserkrankungen durchaus vorkomme, dann wäre er bereits früher gestorben, und die Familie hätte ihre Ansprüche gegenüber der Versicherung geltend machen können.

Die Anwälte der Witwe erklärten vor Gericht, daß die von der Versicherung vertretene Selbsttötungsdefinition die Situation unheilbar Kranker nicht berücksichtige, die sich erst nach Abschluß des Vertrages zum Suizid entschließen, um unerträgliche körperliche und finanzielle Belastungen zu vermeiden. Sie argumentierten deshalb, der Begriff »Selbstmord« sei mehrdeutig.

Der Richter folgte der Auffassung des Versicherers, daß der Vertrag eine befristete Selbsttötungsausschlußklausel enthalte. Der Fall ging darauf zum Obersten Gerichtshof von Colorado, der die Entscheidung der Vorinstanz bestätigte.

In den meisten heutigen Lebensversicherungsverträgen findet sich eine Klausel, derzufolge die Zahlungsverpflichtung erlischt, sofern der Versicherte sich innerhalb einer bestimmten Karenzzeit selbst umbringt. Meistens ist die Sperrfrist auf ein bis zwei Jahre festgesetzt. Liegt tatsächlich eine Selbsttötung vor, ist der Versicherer lediglich verpflichtet, die bereits eingezahlten Beiträge zurückzuerstatten.

In Deutschland haben sich die Versicherungsunternehmen darauf geeinigt, bei Freitod nach einer Karenzzeit von höchstens drei Jahren die Lebensversicherungssumme auszuzahlen.

Diese Fristsetzung dient dazu, betrügerische Machenschaften von Personen zu unterbinden, die ihre Angehörigen finanziell ausreichend versorgen möchten, indem sie sich selbst töten. Diese Bestimmung geht im übrigen von der allgemeinen Annahme aus, daß suizidgefährdete Menschen nur in den seltensten Fällen zwei oder drei Jahre warten, bevor sie Hand an sich legen. Den Nachweis, daß es sich bei dem Tod eines Versicherungsnehmers um Selbsttötung handelt, hat der Versicherer zu erbringen.

Wenn Sie also im Falle einer unheilbaren Krankheit erwägen, sich selbst zu erlösen, so kann ich Ihnen nur raten, sich in Ihrem Vertrag die Versicherungsbedingungen und insbesondere eventuelle Sperrfristen und Karenzzeiten genauestens anzuschauen. Sind diese Verträge älter als drei Jahre, dann hat Ihre Familie in der Regel nichts zu befürchten. Lesen Sie aber auch das Kleingedruckte auf der Rückseite Ihrer Police, damit Ihnen keine wichtige Klausel entgeht. Grundsätzlich empfiehlt es sich, in fortgeschrittenem Alter keine neuen Lebensversicherungen mehr abzuschließen. Falls Sie dies aber doch tun, sollten Sie Ihre älteren Verträge unbedingt weiterlaufen lassen. Mr. Bucks Krankheit hatte sich gewiß jahrelang entwickelt, obwohl der Vertrauensarzt der Versicherung keinerlei Symptome entdecken konnte. Drei Monate später war Mr. Buck unheilbar krank. Unser aller Leben hängt nur an einem dünnen Faden.

14. Ist eine Autopsie unvermeidlich?

Viele Menschen haben Angst, daß sie nach dem Tod obduziert werden. Die einen fürchten das Messer des Pathologen noch über den Tod hinaus, andere wollen verhindern, daß ihr Freitod aktenkundig oder bekannt wird.

Es gibt aber auch genügend Leute, denen es gleichgültig ist, ob ihr Suizid publik wird. Sie empfinden keine Schamgefühle, weil sie wissen, daß ihre Freunde ihnen Selbsttötung nicht als Feigheit oder Lebensflucht, sondern als rational begründete Entscheidung auslegen würden. Aber aus zahlreichen Briefen weiß ich auch, daß viele Menschen beide Arten des Freitodes – den rational wie den emotional motivierten – für eine Schande halten. Gerade diese Leute fragen immer wieder, wie groß die Gefahr einer Autopsie ist.

Als Autopsie bezeichnet man die medizinische Untersuchung eines Verstorbenen, wozu auch die Leichenöffnung gehört, durch einen sogenannten Pathologen. Dieses auch Obduktion oder Sektion genannte Verfahren dient dazu, Sicherheit über die Todesursache zu gewinnen. Oft werden auch wichtige Organe entnommen und im Labor untersucht. Obduktionen werden seit dem späten achtzehnten Jahrhundert vorgenommen. Wir verdanken den Großteil unseres heutigen medizinischen Wissens dieser Praxis.

Entgegen einer weitverbreiteten Ansicht sind

Autopsien in Krankenhäusern sehr vieler Länder nicht obligatorisch (Ausnahmen: Bulgarien, Ungarn, Italien, Polen). In Norwegen, Island und Frankreich kommen Obduktionen zwar häufig vor, aber die Familie des Verstorbenen kann dagegen Einspruch erheben. In den meisten westlichen Ländern, so auch in Deutschland, ist bei einer Autopsie stets das Einverständnis der Angehörigen einzuholen mit Ausnahme solcher Fälle allerdings, in denen der begründete Verdacht besteht, daß es sich um ein Verbrechen oder einen unnatürlichen Tod handelt. Bei ungeklärter Todesursache ist eine gerichtliche Anordnung nötig. Die Obduktion bei einem Strafverfahren wird im Beisein der Staatsanwaltschaft, auf deren Antrag auch des Richters, von zwei Ärzten, von denen einer Gerichtsarzt sein muß, vorgenommen (§ 87 StPO). Besteht Verdacht auf Vergiftung, findet eine chemische Analyse der gefundenen Stoffe statt.

Noch in den fünfziger Jahren wurden in den USA etwa die Hälfte der im Krankenhaus Verstorbenen einer Autopsie unterzogen. Heute beträgt diese Rate dreizehn Prozent. Natürlich liegt dieser Anteil in Universitätskliniken höher, beträgt dafür in den üblichen kommunalen Krankenhäusern allerdings nur fünf und in Pflegeheimen gar nur ein Prozent.

Es gibt verschiedene Ursachen dafür, weshalb heute nicht mehr so viele Obduktionen vorgenommen werden wie früher: Die Ärzte verfügen heute dank der Fortschritte in der medizinischen

Forschung über bemerkenswerte diagnostische Mittel, die eigentlich eine verbindliche Krankheitsbestimmung zulassen sollten (obwohl die Fehlerquote nach Auskunft etlicher Studien bis zu dreißig Prozent beträgt). Außerdem sind die Kosten einer Autopsie in Amerika inzwischen auf 1800 Dollar angestiegen, und die Versicherungen weigern sich, dafür aufzukommen. Außerdem gibt es Ärzte, die bei einer Obduktion befürchten, daß eine Fehldiagnose bekannt wird und die Angehörigen Schadensersatz einklagen könnten.

Eine Autopsie kann in manchen Fällen aber auch durchaus von Nutzen sein. Was zunächst wie ein Herzversagen ausgesehen hat, stellt sich zum Beispiel als Folge eines Unfalls heraus, so daß auf seiten der Angehörigen Anspruch auf die Auszahlung einer Versicherung besteht. Herrscht in der Familie des Verstorbenen Unklarheit über die Todesursache, kann eine Autopsie Klarheit schaffen und vielleicht tröstlich wirken. Bei einer Obduktion werden aber bisweilen auch bis dahin nicht erkannte Krankheiten entdeckt, besonders solche, die auf Umwelteinflüsse zurückzuführen sind.

Nachdem ich bisher das Thema Autopsie nur allgemein behandelt habe, möchte ich es jetzt im Hinblick auf die Frage der Selbsterlösung beziehungsweise der Sterbehilfe erläutern. Falls die Behörden auch nur den geringsten Verdacht auf Fremdeinwirkung haben, sind sie befugt, eine Autopsie gerichtlich anordnen zu lassen. Es ist ihre Pflicht sicherzustellen, daß es sich nicht um kaltblütigen Mord handelt. Nach meiner Erfahrung ordnen die zuständigen Stellen jedoch im allgemeinen keine Obduktion an, wenn sie über die unheilbare Krankheit informiert sind und eine schriftliche Erklärung des Verstorbenen vorliegt. Meistens ist es ihnen nur darum zu tun, Mißbräuche zu verhindern. Ich habe aber auch schon von Fällen gehört, in denen untersucht wurde, was der Verstorbene zuletzt zu sich genommen hat, ohne daß eine vollständige Autopsie stattgefunden hätte. Die Polizei möchte nur wissen, welche Substanz der Verstorbene eingenommen hat. Wenn es sich um ein allgemein bekanntes Mittel, zum Beispiel ein Barbiturat, handelt, so werden die Nachforschungen meistens eingestellt. Ein exotischer Wirkstoff wie Curare dagegen würde sicherlich Verdacht erregen.

Falls man Sie darum bittet, einer Autopsie zuzustimmen, sollten Sie dies ablehnen. Das ist Ihr verbrieftes Recht. Sollte der Arzt oder der Gesetzeshüter von Ihnen wissen wollen, warum Sie Ihre Zustimmung verweigern, brauchen Sie sich bloß (falls dies zutrifft) auf ihre religiösen oder moralischen Grundsätze zu berufen. Einige Religionen, besonders das orthodoxe Judentum und der Buddhismus, untersagen strikt die Verstümmelung eines toten Körpers. Vielfach konstatiert die Polizei aber auch eine »natürliche Todesursache«, wenn der Arzt nur rasch genug darauf hinweist, daß der Verstorbene unheilbar krank gewesen ist. Am besten sollte er deshalb unmittelbar nach Todeseintritt zugezogen werden.

Falls der Verstorbene bis zuletzt von einem Arzt behandelt worden ist, der bereit ist, im Totenschein zu bestätigen, daß der Tod aus medizinisch plausiblen Gründen eingetreten ist, braucht die Polizei überhaupt nicht eingeschaltet zu werden.

15. Eine Privatangelegenheit?

Manche Menschen möchten ihr Leben zur Vermeidung weiteren Leidens planvoll beenden, ohne daß dies öffentlich bekannt wird. Dafür können verschiedene Motive ausschlaggebend sein: zum einen der Wunsch, die Intimität einer solchen Entscheidung zu wahren; bisweilen bereitet aber auch das traditionelle Selbsttötungstabu Probleme, oder aber der Kranke möchte einen ihm nahestehenden Menschen nicht verletzen, der die Selbsterlösung aus ethischen oder religiösen Gründen ablehnt.

Was immer aber einen solchen Menschen auch motivieren mag, es ist unsere Pflicht, seinen Wunsch nach Diskretion zu respektieren und das Beste aus der Situation zu machen. Immer wieder werde ich gefragt, wie man einen Freitod so arrangieren kann, daß er wie ein natürlicher Tod erscheint. Meistens erwidere ich, daß solche Geheimhaltung in unserer aufgeklärten Zeit nicht mehr nötig ist und daß heute eine aus rationalen Gründen beschlossene Selbsttötung wegen unheilbarer Krankheit oder unerträglicher Altersbeschwerden weithin akzeptiert und toleriert wird. Manchmal kann ich mich mit dieser Argumentation durchsetzen, häufig aber auch nicht.

Läßt ein Freitod sich überhaupt geheimhalten? Die Antwort lautet: Eine Garantie dafür kann es nicht geben. Dazu gibt es zu viele Zufallsfaktoren.

Manche tödliche Präparate lassen sich nach dem Tod im Körper nur sehr schwer nachweisen, aber es gibt keinen Wirkstoff, den der Pathologe und seine Kollegen im Labor nicht finden könnten, sofern sie nur wissen, wonach sie suchen, oder alle möglichen Tests anstellen. Ich bin nicht dafür, die schwer nachweisbaren Substanzen öffentlich bekanntzumachen, weil solche Informationen leicht Menschen zugute kommen können, die Böses im Schilde führen.

Es gibt noch eine andere Kategorie von Menschen, deren Wunsch nach Diskretion ich voll und ganz verstehe, nämlich jene, die einem unheilbar Kranken helfen, sich von seinem Leiden zu erlösen. Denn solche Menschen riskieren unter Umständen tatsächlich eine strafrechtliche Verfolgung.

Wer einem anderen bei der Selbsterlösung hilft, sollte das genau planen und sich überlegen, wem er von seinem Tun erzählt. Wichtig ist es unter solchen Umständen auch, sich Klarheit über die Situation zu verschaffen – das heißt über die Echtheit des Sterbewunsches, die Art des Leidens und die Beziehung zu dem Kranken. Falls die Beteiligten auf Geheimhaltung bedacht sind, sollte der Sterbende zunächst die an anderer Stelle in diesem Buch bereits beschriebenen schriftlichen Erklärungen verfassen und an einem sicheren Ort deponieren. Diese Erklärungen können später von Nutzen sein, falls irgendwelche Fragen auftauchen. Wenn genügend Zeit verstrichen ist, können die Erklärungen vernichtet werden.

In den beiden Fällen, in denen ich Sterbehilfe geleistet habe, war meine Verschwiegenheit mein bester Schutz. Ich wartete lediglich ab, wie die Dinge sich entwickeln würden. Als Jean nach Einnahme einer Überdosis verstorben war, bat ich meine Schwiegertochter, unseren Hausarzt zwecks Ausstellung eines Totenscheines kommen zu lassen. Als sein Wagen bei uns vorfuhr, ging ich in den Garten hinaus und sah mich zwischen den Obstbäumen um. Ich blieb allerdings für alle Fälle in Rufweite des Hauses. Offenbar hielt der Arzt jedoch nur kurz nach etwaigen Lebenszeichen Ausschau und stellte, als er keine entdecken konnte, sofort den Totenschein aus, in den er als Todesursache »Karzinomatose« eintrug. Als er wieder abfuhr, ging ich ins Haus zurück.

Als ich mich drei Jahre später entschloß, meine Mitwirkung an Jeans Tod einzugestehen, um eine öffentliche Diskussion zu entfachen, schickte ich dem Arzt zunächst ein Vorausexemplar meines Buches *Jean's Way*, um ihn durch die Publikation nicht unliebsam zu überraschen. Er schrieb mir dann, daß er nie daran gedacht habe, Jean könne ihren Tod selbst herbeigeführt haben, obwohl ihn dies angesichts ihres Charakters auch nicht weiter verwundert hätte.

Als ich meinem Schwiegervater Sterbehilfe leistete, kam mir bei den polizeilichen Ermittlungen ein ungewöhnlicher Zufall zugute. Der örtliche Polizeichef erschien in dem Haus, und ich hörte, wie der Arzt zu ihm sagte, bei dem Toten handele es sich um einen zweiundneunzigjährigen schwerkranken Mann, der eine Überdosis eingenommen habe. Der Arzt fügte noch hinzu, man habe ihn vorgewarnt, daß ebendies geschehen könne. Die Antwort des Polizeichefs überraschte mich sehr angenehm. »Ich hab gerade heute abend eine Fernsehsendung über dieses Thema gesehen«, sagte er. »Offenbar geschieht das relativ häufig.« Tatsächlich handelte es sich bei der Sendung, die der Mann zufällig gesehen hatte, um eine Wiederholung des in der Reihe *60 Minutes* ausgestrahlten Programms über Mitglieder der Hemlock Society in Tucson, Arizona, die über die Grenze nach Mexiko reisen, um sich dort mit tödlichen Präparaten für eine eventuelle spätere Verwendung einzudecken. In dem Filmbeitrag war auch zu sehen, wie die Reisenden den Angestellten in den mexikanischen Läden mein Buch *Let Me Die Before I Wake* zeigten, um sich mit diesen über die Namen bestimmter Präparate zu verständigen. Weder der Arzt noch der Polizeichef interessierten sich für meine Identität, und mir lag natürlich auch nichts daran, mich zu offenbaren. Und damit war die Angelegenheit behördlicherseits auch schon erledigt.

Fernsehsendungen wie die an jenem Abend ausgestrahlte helfen ein Klima der Toleranz zu schaffen, das wiederum jenen Menschen zugute kommt, die wissen, daß die moralische Verpflichtung, einem Leidenden zu helfen, bisher in unseren Gesetzen keinen Niederschlag gefunden hat.

Zusammenfassend läßt sich sagen: Wenn Sie einem Ihnen nahestehenden Menschen diskret

Sterbehilfe leisten wollen, sollten Sie die notwendigen Schritte sorgfältig bedenken. Handeln und sprechen Sie stets – das heißt vor und nach dem Akt – mit größter Zurückhaltung und Vorsicht. Und vor allem: Vermeiden Sie mündliche oder schriftliche Erklärungen, durch die Sie sich nur unnütz in die Sache verwickeln. Sagen Sie nichts. Stehen Sie mutig zu Ihren Überzeugungen. Und wenn andere etwas herausfinden möchten, so müssen sie sich schon selbst darum bemühen.

16. Selbsthilfegruppen für Sterbende

Manchen Menschen wäre es am liebsten, wenn außer ihren engsten Freunden und Angehörigen niemand von ihrer Selbsterlösung erführe. Andere wiederum möchten sich darüber gerne mit Menschen austauschen, die von diesen Dingen etwas verstehen. Heute wird die freiwillige Sterbehilfe in Amerika nicht mehr tabuisiert, und auch die Hemlock Society ist in der Öffentlichkeit allgemein akzeptiert. Deshalb sind in den rund hundert Hemlock-Ortsgruppen inzwischen Selbsthilfegruppen entstanden, die interessierten Menschen die Möglichkeit bieten, sich auszusprechen.

Gewöhnlich ruft der in psychologischer Beratung erfahrene Leiter der örtlichen Hemlock-Niederlassung eine solche Gruppe ins Leben und ist auch bei den Zusammenkünften dabei. Üblicherweise sind in einer solchen Gruppe ein paar Menschen, die bereits einem nahen Angehörigen oder einem Freund das Sterben ermöglicht haben, aber auch Leute, die sich auf diese Rolle vorbereiten, und einige unheilbar Kranke, die die Selbsterlösung in Erwägung ziehen.

Solche Zusammenkünfte verlaufen ohne feste Tagesordnung. Einige fangen vielleicht damit an, von ihrer Trauer über den Verlust eines kürzlich verstorbenen Angehörigen oder eines Freundes zu sprechen. Danach unterhalten sich die Teilneh-

111

mer womöglich über die Gefühle, die der Gedanke an ihren eigenen Tod in ihnen auslöst. Häufig stehen aber auch finanzielle Fragen der Krankenbetreuung im Vordergrund, oder aber man spricht über Alternativen zur Schulmedizin. Vielfach unterhält man sich aber auch darüber, was man tun kann, um einen Schwerstkranken »bei Laune« zu halten.

Ein Teilnehmer hat einmal zu mir gesagt: »Ich bin froh, wenn ich gelegentlich Menschen treffe, die sich ebenfalls mit diesem Thema beschäftigen und keine Angst haben, offen über den Tod und das Sterben zu sprechen.« Auch angesichts des Todes fühlt man sich wohl noch häufig durch die Aussicht erleichtert, daß man selbst über den Zeitpunkt des eigenen Endes mitbestimmen kann.

Die von den üblichen öffentlichen Zusammenkünften der Ortsgruppen völlig unabhängigen Treffen dieser Selbsthilfegruppen stehen allerdings nur Hemlock-Mitgliedern offen, und auch das erst, nachdem diese zunächst mit dem Koordinator Kontakt aufgenommen haben. Selbstmordgefährdete, depressive oder unter sonstigen emotionalen Störungen leidende Menschen sind für solche Gruppen nicht geeignet und werden an soziale Einrichtungen oder Fachleute verwiesen. Auch treten bei diesen Treffen keine auswärtigen Gastredner auf, vielmehr handelt es sich um Zusammenkünfte verwandter Geister, die sich über gemeinsame Probleme austauschen möchten.

Im übrigen ist es bei diesen Meetings nicht

zulässig, über Verfahren zu sprechen, wie man das eigene Leben am besten beenden kann, denn solche Erörterungen verstoßen möglicherweise gegen das Gesetz. Taucht diese Frage aber doch auf, was natürlich immer wieder einmal der Fall ist, so werden die Anwesenden auf die im Druck vorliegende Hemlock-Literatur verwiesen. Die mit dem Sterben verbundenen harten Realitäten kommen bei diesen Zusammenkünften jedoch in aller Deutlichkeit zur Sprache, und indem die Teilnehmer ihre Erfahrungen miteinander austauschen, helfen sie sich gegenseitig, mit dem Leiden und Sterben besser zurechtzukommen.

17. Briefe, die es zu schreiben gilt

Nach Ihrem Tod sollte man bei Ihnen einen oder
mehrere Briefe finden. Vielleicht möchten Sie
aber auch Ihren Freunden schriftlich erläutern,
was Sie vorhaben und warum Ihnen dieser Schritt
notwendig und richtig erscheint, aber das alles
bleibt natürlich Ihrer persönlichen Entscheidung
überlassen.

Am allerwichtigsten ist jenes Schreiben, das
man gemeinhin als »Abschiedsbrief« bezeichnet.
Darin muß eindeutig das Motiv Ihres Freitodes
beim Namen genannt werden, auch darf der Hinweis nicht fehlen, daß Sie die alleinige Verantwortung übernehmen und daß niemand anderer Sie
zu diesem Schritt angestiftet hat. Für den Fall,
daß man Sie noch vor Eintritt des Todes auffin-
det, sollten Sie in Ihrem Brief ausdrücklich darauf
hinweisen, daß man keine medizinischen Maßnahmen ergreifen, sondern Sie in Ruhe sterben
lassen soll. Wenn Sie sich auf das Patienten-
Selbstbestimmungsrecht berufen, darf niemand
Sie ohne Ihre ausdrückliche Zustimmung berühren oder medizinisch behandeln. So heißt es in
dem bereits zitierten Urteil des Oberlandesge-
richts München (31. 7. 1987): »Verweigert der
freiverantwortliche, in Todesgefahr schwebende
Patient in Ausübung seines Selbstbestimmungsrechts die Einwilligung in die Vornahme dringend
gebotener ärztlicher Eingriffe, so entfällt das aus

dem Arzt-Patienten-Verhältnis abgeleitete Behandlungsrecht und die auf den Lebensschutz zielende Behandlungspflicht des Arztes, er wird zum Begleiter im Sterben und bleibt nur noch Garant für die Basisversorgung des Patienten [...] Das Selbstbestimmungsrecht des Patienten begrenzt damit die prinzipiell vereinbarungsabhängige Garantenschutzverantwortung des Arztes [...]«

Fügen Sie Ihrem Abschiedsbrief eine Kopie Ihrer Patientenverfügung bei. Dieses Dokument beweist, daß Sie Ihren Freitod schon seit längerem geplant haben; sie räumen deshalb den Verdacht aus, Sie hätten sich überhastet und unüberlegt zum Sterben entschlossen. Nehmen Sie in Ihrem Abschiedsbrief auch Bezug auf dieses Schriftstück.

Ihr möglichst handschriftlich abgefaßtes und mit Ihrer Unterschrift gezeichnetes Abschiedsschreiben könnte ungefähr so aussehen:

»Ich habe beschlossen, meinem Leben wegen des mit der Krankheit xx verbundenen unerträglichen Leidens ein Ende zu setzen. Ich glaube, daß ich ein erfülltes, nützliches Leben gelebt habe, möchte es allerdings unter diesen Umständen nicht länger fortsetzen.

Ich habe zwar andere in meinen Entschluß eingeweiht, aber die letzte Entscheidung habe ich bei klarem Verstand ganz alleine getroffen. Ich bin Mitglied der Hemlock Society (oder in anderen Ländern einer vergleichbaren Gesellschaft) und bekenne mich zu ihren Grundsätzen. Ich habe mich entschlossen, meinem Leben jetzt ein Ende zu setzen. Niemand hat mir dabei geholfen.

Meine Patientenverfügung habe ich als Beleg für meine sorgfältig erwogene Todesentscheidung beigelegt.

Sollte ich gefunden werden, bevor ich aufgehört habe zu atmen, so untersage ich kategorisch sämtliche Wiederbelebungsversuche; dies gilt auch für Ärzte und medizinische Hilfskräfte. Sollte ich dennoch wiederbelebt werden, behalte ich mir gegen den oder die Verantwortlichen juristische Schritte vor.

Ort ...   Datum ...   Gezeichnet ...«

Machen Sie von dieser Erklärung zwei Kopien. Denn falls Polizei oder Staatsanwaltschaft sich einschalten, werden sie ganz sicher eine der Kopien zu den Akten nehmen. Das zweite Exemplar ist für Ihre Angehörigen oder für Ihren Anwalt bestimmt.

Wenn Sie das Pech haben, Ihrem Leben in einem Heim oder in einem Motel ein Ende bereiten zu müssen, gebietet es die Höflichkeit, daß Sie sich in einem Schreiben beim Personal wegen des Schocks und etwaiger Unannehmlichkeiten entschuldigen. Ich habe auch einmal von einem Menschen gehört, der für das Motelpersonal ein stattliches Trinkgeld hinterlassen hat.

Sie sollten auch in Erwägung ziehen, Ihren Angehörigen in schriftlicher Form die Gründe für Ihren Freitod mitzuteilen. Erwähnen Sie in diesem Brief auch, daß Sie Ihre Lieben über den genauen Zeitpunkt im unklaren gelassen haben, um sie vor juristischen Verwicklungen zu schützen. Die Erfahrung hat mir immer wieder gezeigt, daß nahestehende Menschen gekränkt sind, wenn sie von dem Sterbenden keinerlei Erklärung erhalten. Eine liebevolle schriftliche Erklärung könnte den Menschen, die Sie ganz sicher am wenigsten verletzen möchten, eine Menge Kummer ersparen.

Sie sollten auch unter Zuziehung eines Anwalts ein Testament aufsetzen, in dem Sie Ihr Eigentum verteilen. Da Ihre Hinterbliebenen ohnehin bereits unter Ihrem Tod zu leiden haben, werden sie Ihnen dankbar sein, wenn Sie Ihre finanziellen Angelegenheiten ordentlich geregelt haben und Ihren Angehörigen in dieser Hinsicht keine weiteren Belastungen zumuten. Es ist erstaunlich, wie viele Menschen kein Testament hinterlassen.

18. Medikamentenbeschaffung

Seit die Hemlock Society existiert, habe ich immer wieder eine besonders schwierige Frage beantworten müssen: »Ihr Buch bietet in Fällen unheilbarer Krankheiten einen hervorragenden Leitfaden zur Selbsterlösung, aber woher bekomme ich die nötigen Präparate?«

Ich habe mich deshalb in den letzten Jahren eingehend nach legalen Möglichkeiten des Erwerbs pharmazeutischer Substanzen erkundigt, die für einen Freitod in Frage kommen. Im übrigen kann ich aus eigener Erfahrung bestätigen, daß sich in den vergangenen zehn Jahren die Einstellung der Ärzte in diesem Punkt stark geändert hat: Viele von ihnen, besonders solche, die noch keine 45 Jahre alt sind, verschreiben heute in bestimmten Fällen tödliche Präparate.

Heutzutage ist es nicht mehr ganz so einfach, in Mexiko oder in der Schweiz ohne Rezept legal an geeignete Präparate zu kommen. Vielleicht ist die Hemlock Society in dieser Hinsicht Opfer ihrer eigenen Veröffentlichungen geworden; denn die zuständigen staatlichen Stellen im Ausland sind inzwischen offenbar nervös geworden.

Reisende berichten, daß man in Spanien, Brasilien, Singapur und Hongkong die nötigen Wirkstoffe noch immer leicht beziehen kann, aber wie oft kommt ein Durchschnittsbürger schon in diese zum Teil exotischen Länder?

Fachleute behaupten, daß rund die Hälfte der in den Vereinigten Staaten hergestellten Barbiturate – also die für einen Freitod am besten geeigneten Präparate – auf den Schwarzmarkt gelangen. Aber das durchschnittliche Mitglied der Hemlock Society möchte nicht unbedingt in den dunklen Straßen amerikanischer Innenstädte umherlaufen, um das im Szenejargon als »Reds« bezeichnete Seconal illegal zu erwerben. Außerdem besteht unter solchen Umständen immer das Risiko, daß auf der Straße gekaufte Substanzen nicht stark genug oder mit anderen Wirkstoffen versetzt sind.

Sie können natürlich auch im eigenen Medizinschränkchen nachsehen, ob sich dort nicht noch Reste bei früheren Krankheiten verschriebener Barbiturate finden. Wenn Sie diese Präparate in ihrem – aus gegebenem Anlaß nur kurz geöffneten – Originalbehältnis ordnungsgemäß aufbewahrt haben, dürften die Mittel kaum an Qualität eingebüßt haben.

Wenn Sie auf Nummer Sicher gehen möchten, sollten Sie auf je zehn Pillen der tödlichen Dosis eine Extratablette einnehmen, falls das Präparat älter als fünf Jahre ist. Diese Sicherheitsmaßnahme müßte eigentlich ausreichen, um einen denkbaren Toxizitätsverlust auszugleichen.

Aber wie wir auch im *Hemlock Quarterly* schon mehrfach betont haben – die Erfahrung zeigt immer wieder, daß die besten Verbündeten zur Selbsterlösung entschlossener Menschen noch immer die Ärzte sind. In den letzten Jahren berichten Hemlock-Mitglieder immer häufiger, daß Ärzte ihnen dabei geholfen haben, an geeignete Drogen zu kommen. Das ist eine ermutigende Entwicklung.

So hat beispielsweise erst unlängst ein Allgemeinmediziner auf dem Briefpapier seiner Gruppenpraxis an Hemlock geschrieben: »Ich habe nie Probleme damit gehabt, Patienten oder ihren Angehörigen in bestimmten Situationen auf Nachfrage große Mengen Schlaftabletten oder sonstige Medikamente zu verschreiben. Ich verstehe, daß manche Menschen ihrem Leiden ein Ende machen möchten, und ich glaube, ich bin sogar verpflichtet, ihnen dabei zu helfen.

Ein Mensch, der mich in einer solchen Situation um ein Rezept bittet, verhält sich nach meiner Auffassung nicht betrügerisch oder unehrlich. Ja, ich bin sogar davon überzeugt, daß ein Patient in einer solchen Lage das Recht hat, eine Überdosis einzunehmen. Leider wird dieses Recht von den Versicherungsunternehmen und von der Gesellschaft insgesamt bis heute nicht anerkannt.«

Wie aber geht man am besten vor, wenn man von einem Arzt ein entsprechendes Rezept haben möchte? Nachfolgend gebe ich einen Überblick über die Erfahrungen, die ich in dieser Hinsicht in den letzten Jahren gemacht habe.

Wenn Sie nachweislich unter einer unheilbaren Krankheit leiden, sollten Sie Ihren Arzt ganz direkt um die Verschreibung geeigneter Präparate bitten. Schildern Sie ihm Ihren Gesundheitszustand und geben Sie sich als Anhänger der Sterbehilfephilosophie zu erkennen (derzufolge ein sterbenskranker Erwachsener, der zu leiden hat, berechtigt sein sollte, Sterbehilfe zu verlangen).

Geben Sie sich nicht mit vagen Antworten zufrieden, etwa der Auskunft: »Keine Sorge! Ich lasse Sie nicht leiden.« Erklären Sie, daß Sie nichts dem Zufall überlassen und Ihren Arzt nicht in Schwierigkeiten bringen möchten. Bitten Sie den Arzt – zu seinem eigenen Schutz – ganz sachlich um die Ausstellung zweier unterschiedlich datierter Rezepte über je zwanzig Seconal (vierzig dieser Pillen wirken tödlich), erhältlich in Deutschland in internationalen Apotheken, oder über vergleichbare Präparate mit entsprechend hohem Secobarbitalanteil.

Kümmern Sie sich nicht darum, was der Arzt wohl über Ihre Absicht denken könnte, sich in einer für Sie unerträglichen Leidenssituation eventuell selbst zu erlösen. Es ist kein Verbrechen, über den Freitod nachzudenken oder ihn zu begehen. Wenn Sie Ihren Arzt – und sei er noch so ablehnend – über Ihre Pläne informieren, tun Sie einen für die Zukunft wichtigen strategischen Schritt. Denn falls der Arzt nach Ihrem Freitod von der Polizei oder der Staatsanwaltschaft befragt wird, kann er Ihre Selbsttötungsabsicht bestätigen.

Sollte Ihr Arzt sich jedoch weigern, Ihnen zu helfen – wahrscheinlich aus ethischen Erwägungen oder aus völlig unbegründeter Angst vor dem Gesetz (in den Vereinigten Staaten ist noch kein

Arzt wegen Sterbehilfe verurteilt worden) –, dann müssen Sie Ihr Glück bei einem anderen Mediziner versuchen. Ein Arzt sagte mir einmal: »Wer in dieser Frage ganz offen seine Wünsche ausspricht, kann durchaus eine angenehme Überraschung erleben. Ich selbst stelle solche Rezepte aus, falls der Betreffende mein Patient ist oder mir persönlich sehr nahesteht.«

Falls Sie derzeit noch gesund sind, sich jedoch für den Fall einer plötzlichen Erkrankung mit einem Pillenvorrat versorgen möchten, sollten Sie Ihren Arzt nicht direkt mit Ihrer Absicht konfrontieren. Nur sehr, sehr wenige Mediziner sind bereit, einem gesunden Menschen eine tödliche Dosis zu verschreiben. Es ist für einen Arzt einfach zu riskant, mit einem seelisch (und nicht durch rationale Erwägungen) motivierten Freitod in Verbindung gebracht zu werden.

Mediziner, die mit dem von der Hemlock Society vertretenen Anliegen sympathisieren, raten deshalb in solchen Fällen zu einer mehr indirekten Vorgehensweise. Erzählen Sie Ihrem Arzt, daß Sie unter Schlafstörungen leiden, und erheben Sie keine Einwände, wenn er Ihnen harmlose Schlafmittel verschreibt.

Suchen Sie den Arzt ein paar Wochen später abermals auf und beklagen Sie sich darüber, daß diese Mittel gegen Ihre Schlafstörungen nichts ausrichten. Fragen Sie, ob Sie nicht ein stärkeres Präparat bekommen können. Es ist gut möglich, daß Ihnen der Arzt nun Mittel verschreibt, die bei vielen Formen von Schlafstörungen durchaus hilfreich sind, für einen Freitod aber auch nicht in Frage kommen. Akzeptieren Sie auch dieses Rezept gutwillig – sie brauchen es ja nicht einzulösen.

Statten Sie dem Arzt einige Zeit später einen dritten Besuch ab und beklagen Sie sich darüber, daß die bisherigen Mittel gegen Ihre Schlafstörungen überhaupt nichts ausrichten. Falls er zögert, können Sie vielleicht einfließen lassen, Sie hätten gehört, daß Seconal oder ähnliche Präparate mit Secobarbital besonders wirksame Mittel seien. Erwähnen Sie dann noch, daß Sie mit den Präparaten sehr vorsichtig umgehen werden.

Es ist die Pflicht Ihres Arztes, Ihnen bei der Lösung medizinischer Probleme zu helfen, und er hat jetzt nichts mehr, worauf er zurückgreifen kann – außer den Barbituraten. Lösen Sie das Rezept unverzüglich ein und horten Sie wenigstens vierzig (besser sechzig) der Tabletten an einem kühlen, trockenen Platz. Sorgen Sie dafür, daß kein Dritter Zugang zu Ihrem Versteck hat.

»Natürlich führen Sie den Arzt hinters Licht«, sagte einmal ein Mediziner zu mir. »Aber seien wir doch ehrlich, vielleicht läßt er sich in einem solchen Fall ganz gerne einmal hinters Licht führen. Jedenfalls ist er dann nicht strafrechtlich in die Sache verwickelt, da er ja nicht vorsätzlich gehandelt hat.«

19. Freitod mit der Plastiktüte

Als ich vor zwölf Jahren anfing, über Selbsterlösung zu schreiben, erschien mir die Vorstellung, bei einem Freitod zusätzlich zu einer tödlichen Medikamentendosis noch eine Plastiktüte zu verwenden, geradezu abstoßend.

Ich war der Meinung, mit Hilfe einer über den Kopf gezogenen Plastiktüte zu sterben, sei würdelos. Auch fand ich, der Anblick sei für Menschen, die eine solche Leiche finden, eine ästhetische Zumutung. Im übrigen erschien mir die ganze Methode überflüssig, weil es schließlich etliche tödliche Präparate gibt. Vor allem aber erschien mir das Verfahren grausam, weil es zum Erstickungstod führt.

1981 schrieb ich, daß es Menschen gibt, die eine Plastiktüte verwenden, um sicherzugehen, daß ihre Selbsterlösung von unerträglichem Leid auch gelingt. 1986 habe ich beschrieben, wie ich selbst in einer Situation des Leidens und der Würdelosigkeit meinem Leben ein Ende setzen würde, daß ich nämlich wahrscheinlich eine Plastiktüte und Schlaftabletten verwenden würde: »Es gibt eine zehnprozentige Wahrscheinlichkeit, daß mein Körper aus irgendeinem Grund den Ansturm der pharmazeutischen Substanzen überlebt und daß ich mich trotz aller Vorkehrungen erbreche. Deshalb möchte ich zusätzlich eine Plastiktüte verwenden.«

Diese Feststellung möchte ich hier noch einmal unterstreichen: **Wenn kein Arzt Sterbehilfe leistet, dann ist die Verwendung von pharmazeutischen Präparaten *und* einer Plastiktüte anzuraten.**

Die Hemlock Society hat sich von jeher für die Legalisierung der ärztlichen Sterbehilfe ausgesprochen. Falls die Vorschriften demnächst geändert werden, dann sind Bücher wie das vorliegende bestenfalls noch eine Fußnote der Sozialgeschichte.

Seit ich Vorsitzender der Hemlock Society bin, kommt mir immer häufiger zu Ohren, daß eine zunehmende Zahl von Ärzten die einschlägigen Präparate diskret zur Verfügung stellen. Doch manchmal ist vielleicht die Beziehung zum Patienten nicht gut genug, oder aber der Arzt teilt dessen ethische Ansichten nicht, und manche Ärzte verstehen nichts von den Techniken der Sterbehilfe. Aber wie dem auch sei – das Lebensende möchten überraschend viele Menschen selbst gestalten, vor allem glückliche Paare, für die es so etwas wie ein letzter Liebesbeweis ist.

Die meisten Menschen verwenden auf die Auswahl der pharmazeutischen Substanzen und auf die Vorbereitung ihres Freitodes große Sorgfalt. In den allermeisten Fällen wirken die Präparate auch wie gewünscht, und es vergehen lediglich zwanzig oder maximal sechzig Minuten, bis der Tod eintritt. Bisweilen dauert der Vorgang aber auch zwei Stunden, doch das kommt selten vor.

Gelegentlich höre ich von unheilbar Kranken –

und deshalb habe ich auch dieses Buch geschrieben –, die eine üblicherweise tödliche Dosis vorschriftsmäßig einnehmen und dennoch überleben oder sich zumindest noch für ein, zwei Tage herumquälen. So etwas geschieht zwar selten, kommt aber hier und da vor. Besonders schmerzlich ist ein solches Mißgeschick für die Angehörigen oder Freunde, die den Lebensmüden in dessen bestem Interesse unterstützt haben.

Nach den Informationen zu urteilen, die ich von Angehörigen und Ärzten erhalten habe, hängen diese seltenen Fälle eines Mißlingens mit Wechselwirkungen zwischen den verschiedenen Mitteln oder mit der Gewöhnung an bestimmte Substanzen zusammen. Unter idealen Bedingungen sollte ein Sterbewilliger in den letzten Tagen vor der geplanten Selbsterlösung möglichst keine stärkeren chemischen Substanzen mehr zu sich nehmen. Dies ist freilich nicht immer möglich, besonders nicht bei Schmerzpatienten.

Daher weise ich immer wieder nachdrücklich auf die Notwendigkeit hin, beim Freitod zusätzlich eine Plastiktüte zu verwenden. Im Lichte meiner eigenen Erfahrungen und der Gespräche, die ich mit Ärzten aus dem Umkreis der Sterbehilfebewegung geführt habe, möchte ich überdies einiges von dem zurechtrücken, was ich in früheren Ausgaben von *Let Me Die Before I Wake* geschrieben habe.

Es ist besser, wenn die Plastiktüte den Kopf nicht zu eng umschließt; sie sollte bequem übergestreift werden können. Wichtig ist auch, daß sie am Hals mit einem großen Gummiband oder einem Bindfaden weitestgehend luftdicht verschlossen wird.

Ein Hemlock-Mitglied hat mich kürzlich einmal gefragt, was man tun muß, um möglichst viel Luft in die Tüte zu bekommen. Ich erklärte ihm, daß gerade das Gegenteil, nämlich wenig Luft in der Tüte, wünschenswert ist.

Wenn die Plastiktüte am Hals gut zugebunden ist, verbraucht der Sterbende zunächst den in der Luft enthaltenen Sauerstoff und ersetzt ihn durch Kohlendioxyd; zurück bleibt Stickstoff, der sich ebenfalls einatmen läßt. Der Mensch kann von Kohlendioxyd und Stickstoff allein allerdings nicht leben.

Dr. Colin Brewer hat in diesem Zusammenhang geschrieben: »Tatsächlich kann man sich allein mit einer Plastiktüte umbringen, aber das dürfte etwas ungemütlich werden, denn man atmet Kohlendioxyd aus, und wenn der Kohlendioxydanteil zunimmt, paßt sich der Körper an, und man fängt plötzlich tiefer zu atmen an, was nicht sonderlich angenehm ist, obwohl es nicht so schlimm ist, wie wenn die Atmung tatsächlich blockiert wird.«

Deshalb rate ich von der ausschließlichen Verwendung der Plastiktüte ab (einer Methode, auf die lebensmüde Strafgefangene bisweilen angewiesen sind). Um leichtes Unwohlsein zu vermeiden, sollte man daher eine ausreichende Menge Schlaftabletten einnehmen. Ein Quantum Schlaftabletten, das zwei Stunden Schlaf gewährleistet, müßte für diesen Zweck eigentlich ausreichen.

Die Plastiktüte sollte also den Kopf locker umschließen, allerdings nicht zu groß sein, weil das den Vorgang nur verlängert. Das geeignetste pharmazeutische Präparat ist ein rasch wirkendes Schlafmittel. Ob ein solches Mittel diese Bedingungen tatsächlich erfüllt, finden Sie am leichtesten heraus, wenn Sie die Schlaftabletten vorher einige Male an sich selbst ausprobieren. Jeder reagiert auf solche Präparate ein wenig anders.

Ist eine undurchsichtige einer Klarsichttüte vorzuziehen? Das ist eine Geschmacksfrage. Ich selbst zum Beispiel würde eine Klarsichttüte vorziehen, da ich die Welt zu sehr liebe.

Ausgeatmete Luft hat stets Körpertemperatur (37° Celsius) und eine relative Feuchtigkeit von hundert Prozent. Deshalb kann es in einer Plastiktüte manchmal unangenehm heiß, feucht oder stickig sein. Häufig treten daher Erstickungsgefühle auf, bevor das Bewußtsein infolge des niedrigen Sauerstoffanteils getrübt ist. Das kann dazu führen, daß sich der Sterbewillige die Plastiktüte vom Kopf reißt. Deshalb kann es hilfreich sein, einen altmodischen Eisbeutel oder eine Kompresse auf die Stirn oder im Halsbereich anzubringen. Häufig genügt es aber auch bereits, sich die Wirkung solcher Kühlmaßnahmen einfach vorzustellen, um eine lindernde Wirkung zu erzielen.

Ist es nicht vielleicht sogar ratsam, den Ablauf der Prozedur vor Eintritt des Ernstfalls zu proben? Solange Sie gesund und geistig voll bei Kräften sind, können Sie die Tüte leicht wieder von Ihrem Kopf entfernen.

Don Shaw, ein Hemlock-Mitglied aus Chicago behauptet, daß eine solche Probe hilfreich sei. Er berichtete mir: »Ich wollte unbedingt wissen, wie es ist, wenn ich mir eine Plastiktüte über den Kopf ziehe und mit einem Gummiband befestige. Ich war erstaunt, wie wenig Angst ich empfand, aber bezüglich des Gummibands habe ich eine wichtige Erkenntnis gewonnen. Übrigens sollte man die Tüte zunächst öffnen und feststellen, wieviel Luft etwa darin Platz hat. Zunächst habe ich versucht, mir das Gummiband *nach* der Plastiktüte über den Kopf zu ziehen, aber das war fast unmöglich. Nachdem ich die Tüte wieder geöffnet hatte, zog ich mir zunächst die Gummibänder über den Kopf und stülpte mir dann die Tüte wie einen Hut über den Kopf, und diese Methode erwies sich als wesentlich praktikabler. Überdies stellte ich fest, daß zwei normale Gummibänder ausreichend sind. Ich war von meinem Experiment so beeindruckt, daß ich es etwa eine Woche später bei einem Treffen unserer Hemlock-Ortsgruppe vorführte. Die Anwesenden waren gleichermaßen amüsiert und beeindruckt. Ich forderte sie auf, den Ablauf bei sich zu Hause auch einmal auszuprobieren und sich mit dem Vorgang vertraut zu machen.«

Natürlich gibt es noch eine andere Möglichkeit, sofern Sie einen bereitwilligen Helfer haben, aber damit ist zumindest theoretisch ein juristisches

Risiko verbunden. Manche Menschen lassen sich von einem Freund das Versprechen geben, daß dieser ihnen die Plastiktüte über den Kopf zieht, falls die Schlafmittel aus welchem Grund auch immer nicht innerhalb von zwei Stunden den Tod herbeigeführt haben.

Vergessen Sie jedoch nicht, daß die aktive Beihilfe zum Freitod, auch wenn ausschließlich von Mitleid diktiert und ausdrücklich erbeten, bis heute strafbar ist. Zu einer strafrechtlichen Verfolgung kommt es in den USA allerdings so gut wie nie, weil die Behörden von diesem Delikt fast nie erfahren. Tötung auf Verlangen gehört sicherlich zu den häufigsten unentdeckt bleibenden Gesetzesverstößen unserer Zeit.

Wer einen anderen Menschen aktiv bei der Selbsterlösung unterstützt, verstößt gegen das Strafrecht, weil er vorsätzlich handelt. Und strafrechtlich relevant ist allein dieser Vorsatz. Es ist daher besser, wenn Lebensmüde ihren Tod selbst herbeiführen. Wenn man die Tüte entfernt, nachdem der Sterbewillige zu atmen aufgehört hat, macht man sich im Sinne des Strafrechts nicht schuldig. Die Plastiktüte zu entfernen verringert obendrein das Risiko, daß Polizei oder Ärzte eine Selbsttötung vermuten.

20. Gemeinsam sterben?

Ein mir befreundetes Ehepaar – beide Partner waren damals Ende siebzig – saß einmal hoch oben in einem Flugzeug, dessen Triebwerke nicht richtig arbeiteten. Der Pilot erklärte den Passagieren, daß sie sich auf eine Notlandung gefaßt machen müßten. »Ich hatte furchtbare Angst«, sagte der Mann. Als ich seine Frau fragte, wie sie sich damals gefühlt habe, entgegnete sie: »Ich war ziemlich erleichtert über die Aussicht, gemeinsam mit meinem Mann zu sterben.«

Solche Gefühle sind bei lange verheirateten oder eng miteinander verbundenen Paaren durchaus nichts Außergewöhnliches. Jeder hat Angst, daß er allein übrigbleiben könnte. Die Aussicht auf ein einsames, finanziell eingeengtes Dasein, möglicherweise auf eine unheilbare Krankheit, die ohne Unterstützung des Partners durchlitten werden muß, ist abschreckend.

So zog beispielsweise auch Cynthia Koestler, die Frau des Schriftstellers Arthur Koestler, den Tod einem Leben ohne ihren Mann vor. Als er sich den Tod gab, war er immerhin bereits 77 Jahre alt, sie dagegen war völlig gesund und erst 55. Sie wurden 1983, in zwei Sesseln sitzend, in ihrem Wohnzimmer tot aufgefunden. Neben ihnen standen ein Glas Whisky, zwei leere Weingläser mit Resten eines weißen Pulvers und ein leeres Fläschchen Tuinal (ein Secobarbital-Präparat, das heute nicht mehr im Handel ist). Er hatte seinen Freitod öffentlich angekündigt, und seine Frau erklärte in einem Abschiedsbrief: »Ich kann ohne Arthur nicht leben, obwohl ich durchaus noch über innere Reserven verfüge.«

Als sich 1975 Henry und Elizabeth van Dusen das Leben nahmen, waren philosophische und religiöse Kreise Amerikas zunächst schockiert. Van Dusen war immerhin einer der bedeutendsten Theologen der protestantischen Kirche. Beide befanden sich bereits in fortgeschrittenem Alter und waren gesundheitlich sehr geschwächt. In ihrem Abschiedsbrief schrieb Mrs. van Dusen: »Es gibt zu viele hilflose alte Menschen, die ohne den modernen Medizinbetrieb schon lange tot wären, und es ist unsere Überzeugung, daß Gott nichts dagegen hat, wenn der Mensch zum rechten Zeitpunkt stirbt.«

Einige Paare entscheiden sich, gemeinsam zu sterben, obwohl nur ein Partner todkrank ist. Häufiger kommt der gemeinsame Tod vor, wenn beide leidend sind. Solche Doppelselbsttötungen sollte man weder unterstützen noch verdammen. Wer von uns kann schon in einen anderen hineinschauen? Der gemeinsame Todeswunsch entsteht aus einer starken Liebesbeziehung.

Der Philosoph Joseph Fletcher sagt dazu: »Wir müssen jeden Fall für sich betrachten und dürfen nicht undifferenziert nach angeblich universell gültigen moralischen Kriterien urteilen, egal ob sie sich auf religiöse oder weltanschauliche Argumente berufen.«

Auch bei jungen Paaren kommt es bisweilen vor, daß der gesunde dem kranken Partner in den Tod folgen will. Meistens kommt es in diesen Fällen allerdings später zu einem Meinungsumschwung. Häufig kann der sterbenskranke den gesunden Partner sogar davon überzeugen, daß dieser durch seinen Tod für die Familie alles nur noch schlimmer machen würde, und so obsiegt am Ende normalerweise das Verantwortungsgefühl des Gesunden.

Ich habe schon hier und da Menschen getroffen, die behaupteten, sie würden gegebenenfalls gemeinsam mit ihrem Partner sterben, die ihre Meinung dann aber doch noch einmal geändert und ein oder zwei Jahre später wieder geheiratet haben. Die meisten Menschen verfügen über innere Kraftreserven, die ihnen auch angesichts schrecklicher Tragödien ein Weiterleben ermöglichen.

In einem mir persönlich bekannten Fall litt die gut vierzig Jahre alte Ehefrau unter einer inoperablen Krebserkrankung. Sie beschloß, ihrem Leiden selbst ein Ende zu bereiten, war allerdings entsetzt, als ihr Mann darauf bestand, gemeinsam mit ihr zu sterben. Die folgende Szene zeigt, daß die beiden Eheleute zum Tod ein grundverschiedenes Verhältnis hatten: Eines Tages tanzte die Frau beschwingt auf dem Rasen vor dem Haus umher, bewegte ihre Arme wie Flügel und summte fröhlich vor sich hin.

»Was machst du da?« fragte ihr Mann.

»Ich versuche schon mal, mich wie ein Engel zu bewegen«, erwiderte sie.

Ihr Mann rannte weinend ins Haus. Offenbar konnte sie ihn durch ihr Verhalten dazu bringen, den Tod mit anderen Augen zu sehen. Als der Tag schließlich gekommen war, machten sich die beiden mit Sekt und Kaviar noch einmal einen schönen Abend, bevor sie sich mit seiner Hilfe das Leben nahm. Drei Jahre später ging er eine neue Ehe ein.

Einem körperlich geschwächten, sich ohnehin dem Lebensende nähernden Ehepaar sollten wir das Recht einräumen, nach gründlicher Überlegung und in wechselseitigem Einverständnis gemeinsam zu sterben. Falls man uns unter solchen Umständen um unsere Unterstützung bittet, kann diese Hilfe sogar geboten sein.

Bei jungen Menschen ist der gemeinsame Tod freilich, wenn überhaupt, nur das allerletzte Mittel. Im übrigen habe ich persönlich noch nie ein junges Paar kennengelernt, das in letzter Konsequenz tatsächlich zusammen in den Tod gegangen wäre.

21. Wann ist es Zeit zu sterben?

»Eine seltsame Eingebung sagt mir ganz klar: Nein, ich werd' mich nicht erhängen heut'«, heißt es an einer Stelle in G. K. Chestertons *Ballade of Suicide*. Im wirklichen Leben eines unheilbar Kranken aber ist die Frage, wann die Zeit gekommen ist, dem Leben ein Ende zu setzen, äußerst schwer zu beantworten. Niemand möchte sterben, aber für einen Menschen, der unter einer unheilbaren oder degenerativen Erkrankung leidet, erweist sich das Leben bisweilen als unerträglich. Unter solchen Umständen kann der Tod nicht selten die akzeptablere der beiden Alternativen sein.

Mitunter suchen mich Menschen auf, die mit mir darüber sprechen möchten, wann für sie der rechte Zeitpunkt zum Sterben gekommen ist. Ich halte mich in solchen Fällen mit Meinungsäußerungen außerordentlich zurück und betätige mich lediglich als wohlwollender Zuhörer.

Meistens stehen zwei Probleme im Vordergrund des Gespräches. Erstens: Der Betreffende weiß überhaupt nicht mit Bestimmtheit, daß er schon bald sterben muß, er hat aber das Gefühl, daß dies der Fall sein *könnte*. Ich schlage dem Kranken dann vor, sich bei seinem Arzt noch einmal nach dem Stadium der Krankheit zu erkundigen und ihn zu fragen, ob es noch andere, bisher unversuchte therapeutische Möglichkeiten gibt.

Ein solches Gespräch mit dem behandelnden Arzt kann häufig schon viele Unklarheiten beseitigen.

Als es mit meiner ersten Frau Jean langsam zu Ende ging und die Krebserkrankung schon viele Teile ihres Körpers befallen hatte, fragte sie mich eines Morgens: »Ist das heute der Tag?« Einige Leute haben diese Frage so verstanden, als hätte ich über den Zeitpunkt zu bestimmen gehabt. Weit gefehlt. Die Abmachung zwischen Jean und mir besagte lediglich, daß wir die Entscheidung *gemeinsam* treffen würden.

Neun Monate früher hatte sie zu mir gesagt: »Am meisten bekümmert mich, daß ich wegen all dieser Medikamente und Schmerzmittel wahrscheinlich nicht mehr imstande sein werde, die richtige Entscheidung zu treffen. Ich werde vermutlich so benommen sein, daß ich nicht mehr weiß, was richtig oder falsch ist, aber ich werde schon beurteilen können, wann ich von den Schmerzen genug habe. Ich möchte deshalb von dir das Versprechen, daß du mir – so oder so – eine ehrliche Antwort gibst, wenn ich dich frage, ob der rechte Augenblick zum Abschiednehmen gekommen ist. Außerdem muß zwischen uns klar sein, daß ich es, falls die Antwort positiv ausfällt, sofort tun werde. Du mußt mir versprechen, daß du in dieser Situation mein Recht zu sterben nicht in Frage stellst und daß du mir die Mittel gibst.«

Durch diese Abmachung wollte Jean sich vor dem Risiko einer vorzeitigen Selbsterlösung schützen. Natürlich wollte ich nicht, daß sie starb, aber ich war bereit, meinen Teil der Verantwortung für eine so schwerwiegende Entscheidung zu tragen, falls sie das beruhigte. In jeder Liebesbeziehung ist die Bereitschaft, dem anderen bei schwierigen Entscheidungen zu helfen, von grundlegender Bedeutung.

Zweitens haben unheilbar kranke Menschen häufig ganz unspektakuläre, gleichwohl vernünftige Gründe, warum sie zu einem bestimmten Zeitpunkt eine Selbsterlösung noch eine Weile aufschieben möchten. Vielleicht steht gerade ein wichtiges Ereignis bevor, an dem sie noch teilhaben möchten: eine Hochzeit, eine Geburt, eine Examensprüfung.

Grundsätzlich gilt, daß Menschen in Wirklichkeit noch nicht zu sterben bereit sind, solange sie danach fragen, ob ein solcher Akt tatsächlich angebracht sei. Deshalb erkläre ich Ratsuchenden, die in diesem Dilemma stecken, häufig: Falls Sie auch nur den geringsten Zweifel haben, dann nehmen Sie von Ihrem Vorhaben erst einmal Abstand. Und machen Sie das Beste aus der Zeit, die Ihnen noch bleibt.

»Mir ist das Alter weit lieber als die einzige Alternative, die es dazu gibt«, ließ einmal der französische Schauspieler und Entertainer Maurice Chevalier wissen, der 1972 mit 83 Jahren verstorben ist.

Unzurechnungsfähigkeit und Gebrechlichkeit

Mit den bei weitem größten Schwierigkeiten haben die Opfer der Alzheimerschen Krankheit zu kämpfen. Dieses heimtückische Leiden zerstört das Gehirn und somit die Denk- und Erinnerungsfähigkeit. »Ich hab ein miserables Gedächtnis«, wer von uns hätte diesen Satz nicht schon ausgesprochen, um irgendeine Vergeßlichkeit zu entschuldigen, aber diese Floskel hat auch durchaus ihre bedrohlichen Untertöne.

Janet Adkins konfrontierte die amerikanische Öffentlichkeit damit, als sie sich 1990 mit Dr. Kevorkians Hilfe das Leben nahm. (Vgl. Seite 174 ff) Nachdem man bei ihr die ersten Anzeichen der Alzheimerschen Krankheit festgestellt hatte, wartete sie nur noch ein Jahr, bis sie sich selbst das Leben nahm. Die meisten Fachleute, die in den Medien zu Wort kamen, verurteilten den frühen Zeitpunkt ihres Freitodes und behaupteten, daß sie noch ziemlich lange ein relativ normales Leben hätte führen können. Das mag ja durchaus richtig sein, aber das beantwortet noch nicht die Frage, was in jenem Stadium der Alzheimerschen Krankheit geschieht, da die Geistesfähigkeiten so stark eingeschränkt sind, daß der Patient nur mehr als unzurechnungsfähig gelten kann. Dann kann der Kranke nämlich nicht mehr über sich selbst bestimmen, hat aber meistens noch zehn bis fünfzehn sehr leidvolle Lebensjahre vor sich. Für einen Freitod ist es dann zu spät!

Der Zeitpunkt, den Mrs. Atkins für ihre Selbsttötung wählte, hat mich vermutlich weit weniger
überrascht als die meisten anderen, denn ich
habe schon häufig von ähnlichen, allerdings öffentlich nicht bekannten Fällen gehört. Meistens
handelt es sich dabei um gebrechliche alte Menschen. Vielfach haben sie ihren Ehepartner verloren und stehen nun in ihren letzten Lebensmo-
naten oder -jahren hilflos und allein da. Im
allgemeinen sind sie krank und haben Angst vor
einem Schlaganfall, der sie für ihre letzten Jahre
in ein Pflegeheim verbannen würde. Viele haben
das qualvoll langsame Sterben ihrer Eltern gesehen und möchten ihren Kindern nicht das gleiche
zumuten. Lieber wollen sie selbst ihrem Leben ein
Ende setzen.

Natürlich ist das für jüngere, gesunde Menschen nicht ganz leicht zu verstehen. Schon des
öfteren habe ich mich mit den Schuldgefühlen
und dem Unwillen von Angehörigen und Freunden auseinanderzusetzen gehabt, wenn sie ver-
ständnislos und aufgeregt meinten: »Wir haben
sie doch geliebt! Wir hätten alles für sie getan!
Warum mußte sie es ausgerechnet jetzt tun?«

Wenn ich mich dann mit den Hinterbliebenen
näher unterhalte, stellt sich gewöhnlich heraus,
daß sie sehr wohl darüber informiert waren, daß
der Verstorbene den Freitod für einen legitimen
Weg der Leidensverkürzung gehalten hat. Häufig
frage ich sie auch, ob sie das Urteilsvermögen und
den Charakter des Verschiedenen bis zuletzt ge-
schätzt haben. Wenn ihnen dann allmählich be-

wußt wird, daß der, den sie ansonsten geachtet haben, eine durchaus rationale Entscheidung getroffen hat, gelingt es ihnen meistens, diesen Entschluß und die Art seiner Durchführung nach und nach zu akzeptieren.

Ich vertrete hier keineswegs den Standpunkt, daß ältere Menschen oder Patienten, die unter unheilbaren Krankheiten leiden, ihrem Leben ein Ende setzen sollten. Es ist eine ganz persönliche Entscheidung. Ich plädiere für Toleranz, Mitgefühl und Verständnis dafür, daß die wichtigste der bürgerlichen Freiheiten, das Selbstbestimmungsrecht des Menschen, auch das Recht beinhaltet, den eigenen Tod selbst zu bestimmen.

Alternativen

Sollte ich je unter der Alzheimerschen oder einer anderen Krankheit leiden, die mein Urteilsvermögen beeinträchtigt oder zur Unzurechnungsfähigkeit führt, dann möchte ich, daß jemand, den ich dazu vorher ermächtigt habe, dafür sorgt, daß ein Arzt meinem Leben ein Ende setzt, sobald ich ein Stadium erreicht habe, in dem ich nicht mehr das menschliche Wesen bin, das ich jetzt bin. Anders ausgedrückt: Ich möchte getötet werden, wenn von mir nichts mehr übrig ist als meine vegetativen Funktionen.

Sobald das von uns vorgeschlagene »Gesetz zur Gewährleistung eines würdigen Todes« die parlamentarischen Hürden einmal genommen hat, wird es menschliche und rechtliche Lösungsmöglichkeiten für die Notlage all jener geben, die unheilbar krank sind oder deren Alter keine Lebensqualität mehr bietet.

Der Gesetzentwurf sieht im übrigen auch die Möglichkeit vor, daß Menschen, die nicht willens sind, irgendwann in der Zukunft nach einem Schlaganfall oder infolge der Alzheimerschen Krankheit in einem Pflegeheim dahinzuvegetieren, im voraus eine Erklärung unterzeichnen können, in der sie eine Person X ermächtigen, den behandelnden Arzt um Sterbehilfe zu ersuchen. Es wäre so etwas wie eine Permanente Gesundheitsvollmacht. Um Mißbräuchen vorzubeugen, müßte diese Vollmacht, wegen der Unzurechnungsfähigkeit des Patienten, wesentlich restriktiver gehandhabt werden als entsprechende Verfügungen urteilsfähiger Patienten, die lediglich ein Gesuch zu unterschreiben brauchten, in dem zwei Ärzte die gewünschte Sterbehilfe für medizinisch gerechtfertigt erklären.

Handelt es sich um einen unzurechnungsfähigen Patienten, wären noch zusätzliche Sicherungen einzubauen. Ein vom Bevollmächtigten des Kranken eingereichtes Ersuchen um Sterbehilfe müßte von einem mindestens dreiköpfigen Fachkomitee überprüft werden, das sich auch davon überzeugen müßte, ob die Vollmacht rechtmäßig und in Anwesenheit eines Zeugen zu einem Zeitpunkt zustande gekommen ist, da der Patient noch voll zurechnungsfähig gewesen ist. Ferner sollten dem Komitee Bestätigungen zweier Ärzte vorliegen, aus denen hervorgeht, daß der Patient unter einer schweren, unheilbaren Krankheit leidet und daß der Bevollmächtigte und der behandelnde Arzt Zeitpunkt und Verfahren der Sterbehilfe richtig gewählt haben.

Einige Sterbehilfebefürworter haben vorgeschlagen, man solle sich zunächst einmal mit einer gesetzlichen Regelung solcher Fälle begnügen, in denen ein Arzt einem unheilbar kranken, voll zurechnungsfähigen Patienten Sterbeerleichterung gewährt. Ihr Argument: Eine solche Forderung wäre der Öffentlichkeit leichter zu vermitteln, und die Gesetzesreform könnte rascher vorangetrieben werden.

Ich bin gleichwohl der Meinung, daß wir unser humanitäres Anliegen nur unvollständig vertreten, wenn wir die Verantwortung für nicht mehr urteilsfähige Patienten von uns weisen. Nehmen wir nur die folgenden Beispiele: Als ich meiner Frau Jean Sterbehilfe leistete, hatte ich nur relativ geringe innere Widerstände zu überwinden, weil sie selbst bei klarem Bewußtsein sich für das Sterben entschieden hatte. Aber Roswell Gilbert aus Florida hatte es 1985 mit einer nicht mehr voll zurechnungsfähigen Ehefrau zu tun, die ihn um Sterbehilfe bat. (Sie litt unter der Alzheimerschen Krankheit und unter Osteoporose). Er fühlte sich, nach 45 Ehejahren über jeden Verdacht erhaben, geradezu verpflichtet, seiner Frau bei der Verkürzung ihres Leidens beizustehen. Er erschoß Emily und wurde zu 25 Jahren Haft verurteilt, die 1990 auf fünf Jahre verkürzt wurde.

Das Verständnis, auf das Janet Adkins' Entscheidung in der Öffentlichkeit stieß, zeigt deutlich, daß viele Menschen Mitleid mit Patienten haben, die ihrem Schicksal hilflos ausgeliefert sind. Wir müssen dafür sorgen, daß solche Schwerstkranken die Möglichkeit erhalten, mit ihrem Leiden möglichst lange sinnvoll zu leben und in Würde zu sterben, wenn die rechte Zeit gekommen ist.

22. Der letzte Akt

Wie kann man das eigene Leben zuverlässig und in Würde beenden? Ich glaube, daß alle Teile dieses Buches wichtig sind, den Mittelpunkt bildet jedoch eindeutig dieses Kapitel, und das gilt insbesondere für Leser, die keinen Arzt kennen, der ihnen gegebenenfalls Sterbehilfe leistet, und die deshalb im Falle des Falles ihrem Leben selbst ein Ende bereiten müssen. Falls Sie in der glücklichen Lage sind, auf solche Hilfe rechnen zu können, dann ist der zweite Teil dieses Buches für Sie besonders interessant.

Damit ein Freitod ohne Komplikationen gelingt, ist bei der Vorbereitung große Sorgfalt vonnöten. Kein Schwerstkranker, der seinem Leben wirklich ein Ende setzen will, möchte gerne seine letzten Tage als ein um Hilfe wimmerndes Elendsbündel verbringen. Bisweilen höre ich von Fällen, in denen ein Lebensmüder seine Vorbereitungen so schlecht getroffen hat, daß der Tod nicht eintrat.

Am gefährlichsten ist es für den Kranken, wenn er einschläft, bevor er genügend Medikamente eingenommen hat. Vor Jahren beklagte sich mir gegenüber einmal eine Frau, ihr Mann habe fünfzig Seconal geschluckt und eine ganze Flasche Whisky getrunken und sei trotzdem erst vier Tage später gestorben. Ich war ratlos. Einige Monate später rief sie mich an und erzählte mir, daß sie beim Saubermachen unter dem Sesselpolster zirka 25 Seconal gefunden habe: Als er das Mittel damals einnahm, hatte sie das Zimmer verlassen. Deshalb war ihr entgangen, daß er eingeschlafen und ein Teil der Tabletten unter das Polster gerutscht war.

Bestimmte Wirkstoffe neutralisieren sich gegenseitig. Ohne eine genaue toxikologische Analyse lassen sich solche Effekte meistens überhaupt nicht feststellen. Auch der Stoffwechsel eines Menschen spielt eine große Rolle. Wenn irgend möglich, sollte man deshalb in den Tagen vor dem Freitod keine anderen chemischen Präparate oder Wirkstoffe zu sich nehmen.

Ich selbst habe drei Menschen Sterbehilfe geleistet – meiner ersten Frau, meinem Bruder und meinem Schwiegervater. Mein Bruder hatte bei einem Unfall einen schweren Hirnschaden davongetragen und starb, vier Stunden nachdem ich – mit voller Zustimmung der ganzen Familie – die Ärzte gebeten hatte, die medizinischen Geräte abzuschalten. Sowohl Jean als auch mein Schwiegervater waren schwerkrank und wollten unbedingt sterben. Jean verstarb 1975, genau fünfzig Minuten nachdem sie ein Seconal-Kodein-Gemisch zu sich genommen hatte. Mein Schwiegervater starb 1986, zwanzig Minuten nachdem er Vesparax (Secobarbital und Brallobarbital) eingenommen hatte.

Die unterschiedliche Zeitspanne, die zwischen der Einnahme der Präparate und dem Eintritt des Todes zu verzeichnen war, führe ich darauf zurück, daß ich 1986 über größere praktische Kenntnisse in der Sterbehilfe verfügte. Als ich Jean half, war ich mir noch nicht der großen Bedeutung des Mageninhalts bewußt. Ich wußte auch nicht, welche Vorkehrungen man gegen Brechreiz treffen kann, und deshalb konnte ich nicht verhindern, daß sie zu meinem großen Erstaunen einen Teil der Wirkstoffe wieder erbrach. Aufgrund dieser beiden Erfahrungen und der sonstigen Informationen, die ich in den zwölf Jahren meines weltweiten Engagements für die Sterbehilfe gesammelt habe, bin ich zu dem folgenden Empfehlungskatalog gelangt:

Von den folgenden Praktiken möchte ich Ihnen **dringend abraten:** Verwenden Sie unter gar keinen Umständen rezeptfreie Medikamente, Pflanzengifte oder Reinigungsmittel, wie zum Beispiel Laugen. Falls es Ihnen tatsächlich gelingt, sich mit Hilfe dieser Substanzen umzubringen, so haben Sie einen schmerzlichen und langwierigen Tod zu erwarten, weil diese Stoffe Ihre Magenschleimhaut zerstören. Ein Tod durch Erschießen oder Erhängen ist für Ihre Angehörigen außerordentlich häßlich und belastend. Außerdem können Sie ihnen bei einem solch gewaltsamen Verfahren nicht zumuten, Ihrem Sterben beizuwohnen, obwohl sie Ihnen in Ihrer letzten Stunde vielleicht gerne beistehen würden.

Die zwei geeignetsten Methoden, sich von einer unheilbaren Krankheit, ohne direkte ärztliche Unterstützung, selbst zu erlösen, erfordern beide die Verwendung ausgewählter verschreibungspflichtiger Pharmazeutika und einer Plastiktüte. Es gibt zwei Möglichkeiten:

(a) Sie verfügen über Barbiturate, etwa Secobarbital (Seconal) und Pentobarbital (Nembutal, Repocal);

oder

(b) Sie sind im Besitz von Nicht-Barbituraten wie Diazepam (Valium) und Propoxyphen (Darvon).

Möchten Sie einen Freitod mit den in (b) genannten Medikamenten durchführen, ist **die Verwendung einer Plastiktüte unerläßlich.** Die Einnahme der unter (a) aufgeführten Wirkstoffe hingegen führt fast immer zum Tod, solange der Patient sie nur vorschriftsmäßig zu sich nimmt; ich persönlich würde allerdings auch bei ihnen eine Plastiktüte verwenden, um ganz sicher zu gehen.

Wie schnell der Tod eintritt, hängt maßgeblich davon ab, wie rasch der Körper die Substanzen absorbiert, aber auch vom Verfahren der Wirkstoffzuführung. So erfolgt die Absorption nach einer intravenösen Injektion natürlich rascher als bei oraler Einnahme.

Eine Substanz, die durch den Mund eingenommen wird, muß sich im Körper zunächst auflösen, um in die Blutbahn zu gelangen. Im Vergleich zum übrigen Magen-Darm-Trakt ist der eigentliche Magen nur relativ schwach durchblutet. Wenn sich Nahrung im Magen befindet, werden chemische Substanzen festgehalten, so daß sie erst mit Verzögerung in den Dünndarm gelangen.

Befindet sich wenig oder überhaupt keine Nahrung im Magen, so öffnet sich der Magenausgang (Pförtner) etwa dreimal pro Minute. Ist der Magen hingegen gut gefüllt, so registriert er dies und bleibt geschlossen, bis die entsprechenden Nahrungsmittel sich verflüssigt haben.

Je rascher die chemischen Substanzen in den besser durchbluteten Dünndarm gelangen, um so schneller wirken sie auf das Zentralnervensystem ein und führen den Tod herbei.

Wenn man die Präparate mit Alkohol hinunterspült, so beschleunigt man ihre Wirkung ganz erheblich, weil die Mittel sich rascher auflösen. Fachleute sagen, daß Alkohol die Wirkung mancher Substanzen um bis zu fünfzig Prozent verstärkt.

Man sollte nicht nur dafür sorgen, daß die Substanzen sich über die Blutbahn rasch im Körper verteilen, sondern sie auch in schneller Folge oral einnehmen. Bei fehlgeschlagenen Selbsttötungsversuchen, die ich untersuchen konnte, war es meistens so, daß der Patient eingeschlafen war, bevor er eine tödliche Dosis zu sich genommen hatte. Einem schlafenden Menschen kann man chemische Substanzen allerdings nur intravenös oder als Zäpfchen zuführen. Die dazu nötigen Präparate stehen jedoch meistens nicht zur Verfügung, oder aber der Sterbehelfer kennt sich mit dem Spritzen nicht aus oder lehnt es innerlich ab, eine tödliche Injektion zu verabreichen.

Man sollte also die Medikamente sehr schnell zu sich nehmen. Dies gelingt meiner Ansicht nach am besten mit verschiedenen Einnahmeverfahren: Einen Teil spülen Sie mit Alkohol hinunter, den anderen verschlingen Sie rasch mit einer Süßspeise, etwa Joghurt oder Quark. Wenn Sie die Präparate in pulverisierter Form zu sich nehmen möchten, müssen Sie entweder den Inhalt der Plastikkapseln verwenden oder, falls es sich um Tabletten handelt, diese in einem Mörser zerstampfen oder in einem Küchenmixer zerkleinern.

Und so gehen Sie im einzelnen vor:

1. Nehmen Sie eine Stunde vorher ein leichtes Mahl zu sich – vielleicht ein wenig Tee und eine Scheibe Toast –, so daß Ihr Magen unbelastet, aber nicht so leer ist, daß Sie einen Übelkeits- oder Schwächeanfall erleiden.

2. Nehmen Sie dann eine Tablette gegen Reisekrankheit ein, damit Ihnen später nicht schlecht wird.

3. Nehmen Sie zusammen mit einem harten alkoholischen Getränk oder mit Wein etwa zehn Tabletten oder Kapseln ein. Falls Sie Alkohol nicht mögen, erfüllt ein Sodagetränk fast den gleichen Zweck.

4. Die pulverisierten Tabletten sollten Sie bereits mit einer Süßspeise vermischt haben, die Sie jetzt so rasch wie möglich hinunterschlingen.

5. Trinken Sie reichlich Alkohol oder Sodawasser, um alles hinunterzuspülen. Die Flüssigkeit wird auch den bitteren Geschmack in Ihrem Mund erträglicher machen.

In den beiden Fällen, in denen ich aktive Sterbehilfe geleistet habe, sind die Betroffenen innerhalb weniger Minuten eingeschlafen und nicht wieder zu sich gekommen. In den Niederlanden soll in seltenen Fällen der Sterbende während seines letzten Schlafes zu sprechen angefangen oder die Augen geöffnet haben. Ein Sterbehelfer sollte sich außerdem darauf gefaßt machen, daß der Patient schwer zu atmen und zu schnaufen anfängt. Dies ist sicherlich kein besonders schöner Anblick, aber es zeigt, daß die giftigen Substanzen ihre Wirkung nicht verfehlen.

Falls die Absicht besteht, die Behörden vom Freitod in Kenntnis zu setzen, ist es ratsam, den leeren Arzneimittelbehälter in der Nähe des Verstorbenen zu belassen, damit Polizei oder Staatsanwaltschaft gleich wissen, um welches Präparat es sich handelt. Vielleicht läßt sich auf diese Weise sogar eine volle oder partielle Autopsie abwenden.

Sollte ich je in die Lage kommen, mein Leben wegen einer unheilbaren Krankheit selbst zu beenden, würde ich – ganz gleich, welche chemischen Substanzen ich zur Verfügung hätte – auf jeden Fall noch eine Plastiktüte verwenden. Wenn Sie dies abstößt, gehen Sie ein um zehn Prozent höheres Risiko ein, durch irgendeinen unvorhersehbaren Zufall zu überleben und die ganze Prozedur noch einmal wiederholen zu müssen. Eine Plastiktüte hingegen gewährleistet hundertprozentige Sicherheit.

23. Checkliste

Wenn Sie fest entschlossen sind, sich von Ihrer unheilbaren Krankheit und den unerträglichen Schmerzen selbst zu erlösen, und nachdem Sie alle in diesem Buch angeschnittenen Fragen gründlich durchdacht haben, dann sollten Sie noch einmal sorgfältig die folgende Liste studieren:

1. Ist Ihr Zustand wirklich hoffnungslos? Besprechen Sie sich noch einmal mit Ihren Ärzten.

2. Falls Ihr Wunsch zu sterben einzig auf körperliche Qualen zurückzuführen ist, dann verlangen Sie, daß man Ihre Schmerzmedikation erhöht. Wenn man auf diesen Wunsch nicht angemessen reagiert, dann sollten Sie mit allem Nachdruck darauf beharren, daß man Ihrer Forderung Folge leistet.

3. Ist Ihr Arzt willens, Ihnen Sterbehilfe zu leisten? Vielleicht ist er dazu ja bereit, falls Sie ihn nur fragen. Tragen Sie Ihr Anliegen offen, aber diplomatisch vor. Sollte der Arzt sich allerdings ausdrücklich weigern, so müssen Sie diese Entscheidung respektieren.

4. Versuchen Sie nach Möglichkeit, daheim zu sterben. Sorgen Sie dafür, falls Ihr körperlicher Zustand das zuläßt, daß Sie nach Hause entlassen werden. Man kann Sie nicht gegen Ihren Willen im Krankenhaus festhalten, wird aber möglicherweise von Ihnen die Unterzeichnung einer

Erklärung verlangen, daß Sie für die Folgen einer Entlassung alleine verantwortlich sind.

5. Setzen Sie Ihre Angehörigen und nächsten Freunde behutsam davon in Kenntnis, daß Sie die Absicht haben, ihr Leben wegen Ihres unerträglichen Leidens in naher Zukunft zu beenden. Weihen Sie allerdings nur jene Menschen in den genauen Zeitpunkt Ihres geplanten Freitodes ein, die Ihnen in Ihren letzten Stunden tatsächlich zur Seite stehen werden.

6. Treffen Sie Vorkehrungen, daß Sie mit Sicherheit bis zu acht Stunden völlig ungestört sind. Ein Freitag- oder Samstagabend eignet sich gewöhnlich am besten, weil dann das allgemeine Geschäftsleben bis Montag ruht.

7. Falls jemand während Ihres Freitodes bei Ihnen ist, sollten Sie ihn darauf hinweisen, daß er Sie möglichst vor Ihrem Tod nicht berühren und hinterher am besten schweigen sollte, da er andernfalls mit strafrechtlicher Verfolgung rechnen muß.

8. Hinterlassen Sie zusammen mit Ihrer Patientenverfügung eine schriftliche Erklärung, in der Sie erläutern, warum Sie Ihr Leben beendet haben.

9. Hinterlegen Sie Ihren Letzten Willen bei Ihrem Testamentsvollstrecker.

10. Überprüfen Sie, ob Ihre Lebensversicherungen Karenzzeitklauseln bei Selbsttötung enthalten. Verwahren Sie Ihre Policen an einem leicht zugänglichen Ort.

11. Verfügen Sie schriftlich, ob Sie erdbestat-

tet oder verbrannt werden möchten, ebenso, welche Bestattungszeremonie Sie wünschen.

12. Sagen Sie Ihren Angehörigen und Freunden all die Freundlichkeiten, die Sie ihnen wegen Ihrer Krankheitsbelastung schuldig geblieben sind. Wenn Sie ihnen zum Beispiel erklären: »Ich danke euch für alles, was ihr für mich getan habt«, wird die Hinterbliebenen trösten.

13. Überlegen Sie sich vor Einnahme der chemischen Substanzen, was Sie zuvor gegessen haben.

14. Achten Sie darauf, daß Sie kein Präparat einnehmen, dessen Wirksamkeit aufgrund längerer Gewöhnung herabgesetzt ist. Wenn irgend möglich, sollten Sie mehrere Tage lang überhaupt keine Medikamente mehr einnehmen, damit Ihr Organismus sich von chemischen Fremdstoffen entschlacken kann.

15. Legen Sie nicht den Hörer neben das Telefon und schalten Sie auch Ihren Anrufbeantworter nicht aus, da etwaige Anrufer sich sonst nur Sorgen um Sie machen und womöglich etwas unternehmen werden. Stellen Sie die Telefonglocke leise oder, wenn möglich, ganz ab oder legen Sie eine Decke über den Apparat, wenn Sie das Läuten nicht hören möchten.

16. Gehen Sie bei der Vorbereitung Ihres Freitodes mit größter Sorgfalt zu Werke und nehmen Sie Rücksicht auf andere. Überlassen Sie nichts dem Zufall.

Medikamentenliste und Dosierungsangaben

Der Autor berücksichtigt in erster Linie Medikamente, die in den USA erhältlich sind. Sie stehen daher am Anfang der Aufzählung von Handelsnamen und dürften wie die Präparate anderer Länder über internationale Apotheken zu beziehen sein. Die für Deutschland angegebenen Arzneimittel wurden zum Teil ergänzt.　　　Der Verlag

Wirkstoff	Handelsname	Tödliche Dosis	Toxizität[3]	Anzahl der Tabletten x handelsübliche Wirkstoff- menge
Amobarbital	Amytal, Amal (Australien), Eunoctal (Frankreich), Etamyl (Italien), Metrotonin – in Kombination mit anderen Substanzen (Deutschland), Tuinal – wenn mit Seconal kombiniert	4,5 g	5	90 x 50 mg
Butabarbital	s. Secbutabarbital			
Chloralhydrat[1]	Noctec, Chloratex (Kanada), Somnox (Belgien), Chloraldurat (Deutschland)	10 g oder mehr	4	20 x 500 mg

Codein[4]	In Kombination mit Aspirin (Empirin), mit Tylenol (Tylenol), Codeinum phosphoricum forte (Deutschland: 50 mg)	2,4 g	5	80 x 30 mg
Diazepam[1]	Valium, Diazepam-ratiopharm (Deutschland), Apozepam (Schweden), Aliseum (Italien), Ducene (Australien)	500 mg oder mehr	4	100 x 5 mg
Flurazepam[1]	Dalmane, Dalmadorm, Staurodorm Neu (Deutschland), Niotal (Belgien)	3 g	–	100 x 30 mg
Glutethimid[1]	Doriden, Doridene (Belgien), Glimid (Polen)	24 g	4	48 x 500 mg
Hydromorphon[4]	Dilaudid (Deutschland: Injektionslösung 2 mg), Pentagone (Kanada)	100–200 mg	5	50 x 2 mg
Levomethadon[4] (Methadon)	Dolophine, Adanon, L-Polamidon (Deutschland)	300 mg	5	60 x 5 mg
Meperidin	s. Pethidin			
Methadon	s. Levomethadon			
Methyprylon[1]	Noludar	15 g	3	50 x 300 mg

Wirkstoff	Handelsname	Tödliche Dosis	Toxizität[3]	Anzahl der Tabletten x handelsübliche Wirkstoffmenge
Meprobamat[1]	Miltown, Equanil, Mepronox – in Kombination mit Secobarbital und Amobarbital (Österreich), Dormilfo (Deutschland: 200 mg)	45 g	3	112 x 400 mg bzw. 224 x 200 mg
Morphin[4]	Pantopon (Deutschland)	200 mg	5	10 x 20 mg
Orphenadrin[5]	s. Anmerkung 5. Nur in Kombination mit Barbituraten verwenden	3 g	–	–
Pentobarbital	Medinox, Neodorm, Norkotral, Repocal (alle Deutschland)	3 g	5	30 x 100 mg
Pethidin[4] (Meperidin)	Demerol, Dolantin (Deutschland)	3,6 g	5	72 x 50 mg
Phenobarbital[1]	Luminal, Gardenal (Kanada), Fenical (Spanien), Luminaletten (Deutschland: 15 mg), Phenaemal 0,1 (Deutschland: 100 mg)	4,5 g	4	150 x 30 mg bzw. 300 x 15 mg bzw. 45 x 100 mg

Propoxyphen[2]	Darvon, Dolotard (Schweden), Abalgin (Dänemark), Antalvic (Frankreich), Depronal (Niederlande)	2 g	5	10 x 65 mg
Secbutabarbital (Butabarbital)	Butisol, Ethnor (Australien), Resedorm – in Kombination mit anderen Substanzen (Deutschland)	3 g	5	100 x 30 mg bzw. 60 x 50 mg
Secobarbital	Seconal, Immenox (Italien), Dormona (Schweiz), Secogen, Seral (Kanada), Vesparax (Niederlande, Schweiz), Vesparax mite (Deutschland: 75 mg) in Kombination mit Brallobarbital	4,5 g	4	45 x 100 mg bzw. 60 x 75 mg

Hochgestellte Ziffern verweisen auf die folgenden Anmerkungen
1 Gramm (g) = 1000 Milligramm (mg)

Anmerkungen zur Medikamentenliste

[1] Diese Substanzen wirken besonders intensiv, wenn sie zusammen mit anderen, noch stärkeren Präparaten oder mit Alkohol eingenommen werden. Sie sollten nicht ausschließlich verwendet werden, es sei denn, andere Wirkstoffe stehen nicht zur Verfügung.

[2] Eine Überdosis führt angeblich innerhalb einer Stunde nach Einnahme zum Tod. Da es sich nicht um ein Schlafmittel handelt, sollte das Präparat nach Möglichkeit mit einem solchen kombiniert werden.

[3] Nach Auskunft von *Clinical Toxicology of Commercial Products* bezeichnet die Kategorie 3 einen mäßig toxischen, die Kategorie 4 einen stark toxischen und die Kategorie 5 einen hochtoxischen Wirkstoff.

Die Einnahme dieser Substanzen mit Alkohol erhöht deren Wirkung um etwa fünfzig Prozent. In der Tabelle mit (1) gekennzeichnete Stoffe entfalten in Zusammenwirkung mit Alkohol eine viel größere Toxizität. Auch die Kombination verschiedener Präparate erhöht die Toxizität, zum Beispiel Schlafmittel (Secobarbital) mit Narkotika (wie Pethichin). Auch Antihistamine, etwa Benadryl, oder Phenothiazine (Neuroleptika) verstärken die Wirkung von Narkotika oder Schlafmitteln.

[4] Eine Gewöhnung an narkotisierende Präparate erfordert meistens eine Dosiserhöhung. Morphin, Levomethadon und Hydromorphon haben

im allgemeinen bei oraler Einnahme nur eine geringe Wirkung, besonders wenn der Patient zur Schmerzbekämpfung bereits auf Morphinbasis hergestellte Mittel erhalten hat. Wenn in Verbindung mit Barbituraten verabreicht, wirken intravenöse oder orale Gaben solcher Präparate meistens tödlich.

5 Norgesic, Norgesic Forte, Norflex-Plus und ähnliche Präparate kommen nicht in Frage, weil sie aus Orphenadrin und relativ ungiftigen Wirkstoffen zusammengesetzt sind. Norflex (3M) wird nur retardiert freigesetzt und ist deswegen für einen Freitod nicht geeignet. Verwenden Sie Orphenadrine nur in Pulverform in Kombination mit Barbituraten.

Zusätzliche Anmerkungen eines Pharmazeuten:

(A) Zahlreiche Forschungsergebnisse deuten darauf hin, daß Valium allein kaum je zum Tod führt. In Verbindung mit Alkohol, Barbituraten oder Narkotika kann es tödlich wirken. Es gibt keine Berichte über Valium-Tote – es sei denn, das Mittel ist zusammen mit anderen Medikamenten eingenommen worden. Auch Alkohol muß in diesem Zusammenhang als »Medikament« gelten, da er ein starkes chemisches Agens ist.

(B) Bestimmte andere Mittel, etwa Antihistamine und Tranquilizer, sind nur in sehr hohen

Dosierungen tödlich. Bis heute hat niemand den Nachweis erbracht, daß Propoxyphen (Darvon) zur Bekämpfung von Schmerzen geeigneter ist als simples Aspirin. Unter dem Gesichtspunkt der Toxizität wirkt es indes völlig anders als Aspirin. Schon viele Menschen sind an Überdosierungen des rasch wirkenden Mittels gestorben.

(C) Obwohl man eigentlich annehmen sollte, daß pharmazeutische Präparate in Europa und Amerika gleich bezeichnet werden, ist dies durchaus nicht der Fall. Die vorstehend abgedruckte Tabelle enthält deshalb die in verschiedenen europäischen Ländern üblichen Handelsnamen. Einige Wirkstoffe werden in Europa unter einigen wenigen Namen geführt, andere dagegen, zum Beispiel Diazepam, haben mehr als ein Dutzend verschiedene Handelsbezeichnungen. Die wissenschaftliche Bezeichnung eines Wirkstoffs ist hingegen überall auf der Welt so gut wie immer identisch.

Literaturhinweise

Handbook of Poisoning, Robert H. Dreisbach. Los Angeles, Kalifornien: Lange Medical Publications, 1980

Clinical Toxology of Commercial Products. Baltimore: Williams and Wilkins Company, 1976

Martindale The Extra Pharmacopeia. London: The Pharmaceutical Press, 28. Auflage 1982

Einige Hinweise

Falls Sie darüber nachdenken, sich umzubringen, weil Sie unglücklich oder verwirrt sind oder sich überfordert fühlen, dann machen Sie bitte keinen Gebrauch von der Tabelle. Wenden Sie sich an die Telefonseelsorge, Selbstmordverhütungsvereine oder eine andere Einrichtung, die Hilfe in Lebenskrisen bietet. Die Telefonnummer finden Sie in jedem Telefonbuch. Es ist jammerschade, ein Leben mit Zukunft einfach fortzuwerfen. Dieses Buch ist ausschließlich für *sterbenskranke Erwachsene* gedacht, die wissen möchten, wie sie sich von ihrem unerträglichen Leiden erlösen können.

Sonstige Wirkstoffe

Zyankali ist für einen Freitod nicht geeignet, weil es quälende Schmerzen bereitet. Natürlich gibt es noch andere in Überdosis tödliche Wirkstoffe auf dem Markt, die aber wegen ihrer unangenehmen Nebenwirkungen und der langen Wirkungszeit für eine Selbsterlösung in Würde nicht in Frage kommen.

ZWEITER TEIL

1. Gerechtfertigte Sterbehilfe

Zahlreiche Ärzte glauben zwar an die Berechtigung der Sterbehilfe, trauen sich aber aus Angst vor strafrechtlichen Konsequenzen nicht, dies laut zu sagen. Von rund einer halben Million Ärzten in Amerika haben sich bisher nur etwa eine Handvoll öffentlich zu der Überzeugung bekannt, daß Sterbehilfe moralisch vertretbar ist. Ein Arzt, der diese Überzeugung offen ausspricht, läuft Gefahr, künftig als »Sterbedoktor« abgestempelt und womöglich sogar strafrechtlich belangt zu werden.

Seit 1978 habe ich – stets auf Einladung – auf Hunderten von medizinischen Fachtagungen gesprochen. Für gewöhnlich werde ich zum Vortrag gebeten, weil die Ärzte von ihren Patienten immer wieder mit unangenehmen Fragen zur Sterbehilfe konfrontiert werden. Wenn ich meinen Vortrag beendet habe, melden sich im allgemeinen ausschließlich Gegner der Sterbehilfe und Skeptiker zu Wort. Die Befürworter hingegen schweigen, wahrscheinlich aus Angst vor standespolitischen Konsequenzen. Während der Kaffeepause kommt dann aber fast immer der eine oder andere Mediziner zu mir und erklärt mir insgeheim, daß er meinen Standpunkt teilt. Oft fügt er noch hinzu: »Im übrigen wird es ohnehin schon gemacht.« In den folgenden Tagen erhalte ich dann meistens noch ein paar weitere zustimmende Briefe von Tagungsteilnehmern.

Die Ärzte, die bei solchen Kongressen ihre Meinung so bereitwillig kundtun, weil sie den Status quo vertreten, erheben fast immer zwei Einwände:

1. Sie sind in ihrem ganzen (zwanzig- oder vierzigjährigen) Berufsleben noch nie von einem Patienten um Sterbehilfe gebeten worden.

2. Es besteht keine Notwendigkeit, Sterbehilfe zu gewähren, weil die moderne Medizin unerträgliche Schmerzen lindern kann.

Auf die erste Einlassung erwidere ich meistens, daß kranke Menschen ja nicht dumm sind. Sie entdecken gewöhnlich sehr rasch, ob ein Arzt den Freitod befürwortet oder nicht. Vielleicht fühlen sie schon mal beim Pflegepersonal vor. Oder sie vermuten beim jüdischen oder irischen Namen des Arztes, daß dieser eine Selbsttötung aus religiösen Gründen ablehnt. (Dabei können sie sich freilich gründlich täuschen.) Normalerweise bildet sich der Patient während der Visiten ein Urteil darüber, wie der Arzt auf entsprechende Fragen reagieren würde.

Der zweite Einwand erfordert eine ausführlichere Antwort. Zweifellos verdanken wir der modernen pharmazeutischen Forschung großartige Analgetika, die bei kluger Anwendung in rund neunzig Prozent aller Schmerzfälle Abhilfe schaffen. Nachdem ich die nicht gerade zahlreiche schmerztherapeutische Literatur gelesen und auf Fachkongressen die bedeutendsten Experten der Welt gehört habe, bin ich zu der Auffassung gelangt, daß zehn Prozent der Schmerzfälle bisher medikamentös nicht beherrschbar sind. Wir müssen uns aber auch um die Menschen kümmern, die zu dieser relativ kleinen Gruppe gehören. Vielleicht trifft irgendwann einmal gerade Sie oder mich dieses Schicksal.

Aber noch mehr ins Gewicht als diese zehn Prozent fallen jene anderen Formen des Leidens, die keine körperlichen Schmerzen verursachen. Mich beunruhigt, daß die meisten Ärzte offensichtlich den Symptomen einer unheilbaren Krankheit – wie der Patient sie erlebt – keine besondere Bedeutung beimessen. Aber selbst wenn sie sich damit auseinandersetzen, was können sie schon dagegen tun? Vermutlich nicht viel. Und genau dies bringt den Patienten vielleicht dazu, um Sterbehilfe zu bitten, und deshalb verdient dieser Wunsch unseren Respekt.

Medizinische Gründe, Sterbehilfe zu leisten

Da ich weder Arzt noch Krankenpfleger bin, möchte ich mich hier nicht als Experte aufspielen. Gleichwohl – das Problem des körperlichen und seelischen Leidens unheilbar Kranker ist so wichtig und wird so häufig heruntergespielt, daß einige Symptome hier sehr wohl Erwähnung verdienen, als da wären:

○ Chronische Schlafstörungen, die in Verbindung mit Schmerzen und Kurzatmigkeit in einen permanenten Erschöpfungszustand einmünden.

○ Kurzatmigkeit und Atembeschwerden sind in der letzten Phase unheilbarer Erkrankungen häufig zu verzeichnen.

○ Völlige Ermattung macht den Patienten Tag und Nacht vom Pflegepersonal abhängig.

○ Chronische Übelkeit und ständiges Erbrechen sind häufig Nebenwirkungen der Krankheit selbst oder der Medikation. Häufiges Erbrechen ermüdet, verwirrt und erniedrigt den Patienten.

○ Die Erfahrung der Inkontinenz (Unvermögen, Harn und Stuhl zurückzuhalten) beraubt den Patienten seiner Würde und zwingt ihn, sich in diesem intimen Bereich ganz auf die Hilfe anderer zu verlassen.

○ Übermäßige Speichelabsonderung zwingt den Kranken, unentwegt auszuspucken – eine meistens als beschwerlich und erniedrigend empfundene Notwendigkeit.

○ Durst

○ Insbesondere schwergewichtige Patienten, die sich nicht ohne weiteres umbetten lassen, leiden häufig an Druckstellen.

○ Transpiration

○ Hungergefühle

○ Hustenanfälle

○ Pilzinfektionen im Mund

○ Verstopfung, vor allem durch morphin- oder narkotikahaltige Medikamente verursacht

○ Juckreiz, besonders schlimm in Verbindung mit Gelbsucht

○ Infektionen durch Katheter

○ Abhängigkeit von anderen (vor allem für

Menschen, die zuvor auf Unabhängigkeit großen
Wert gelegt haben)

○ Schluckauf

○ Gewichtsverlust

○ Gefühl der Entwürdigung, das häufig mit
Verwirrungs- und Desorientierungszuständen,
Vergeßlichkeit und sonstigen Verhaltens- und in-
tellektuellen Veränderungen einhergeht, wie sie
im Endstadium einiger schwerer Krankheiten so
häufig zu verzeichnen sind.

Jedes der vorgenannten Probleme kann auf Dauer
zu einer schweren Belastung werden, und das bei
Patienten, die ohnehin schon völlig entmutigt
sind wegen der Aussicht auf den Tod, die bevor-
stehende Trennung von ihren Lieben oder wegen
unerfüllt gebliebener Träume oder des Verlustes
ihrer materiellen Güter. Aber davon ganz abgese-
hen, leiden Patienten im Endstadium einer
schweren Krankheit am meisten unter der Be-
fürchtung, daß ihr Zustand sich vor dem definiti-
ven Ende noch erheblich verschlechtern könnte. Ungeachtet aller gegenteiligen Beteuerungen
stellt sich diese Angst bei vielen Menschen in
dem Augenblick ein, da sie die endgültige Diagnose erfahren.
    Wirklich wohlwollende medizinische Fach-
kräfte sollten solche Ängste und Sorgen nicht nur
zu lindern versuchen, sondern sie in die Überle-
gungen mit einbeziehen, wenn ein Patient um
Sterbehilfe bittet.

Argumente für die von Ärzten geleistete Sterbehilfe

Es gibt viele Gründe dafür, weshalb die Ärzte unheilbar Schwerstkranken unter gewissen Umständen aktive Sterbehilfe gewähren sollten, und zwar unter anderem die folgenden:

○ Ein Arzt weiß besser als der Laie, wann in etwa der Tod des Patienten zu erwarten ist und wie die Krankheit in ihren letzten Stadien verlaufen wird. Sollte ein Patient um Sterbehilfe bitten, wenn dies eindeutig nicht berechtigt ist oder verfrüht wäre, dann verfügt der Arzt über die besten Argumente, den Sachverhalt klarzustellen.

○ Nur Ärzte können sich legal tödliche Wirkstoffe verschaffen, wissen, wie man sie verabreicht, und können toxikologische Fehler bei Tablettengewöhnung sowie Wechselwirkung von Medikamenten vermeiden.

○ Ärzte sind darin geschult, sich in ihrem Vorgehen von bestimmten Kriterien leiten zu lassen. Die Erfahrungen in Holland zeigen, daß humane Sterbehilfe einer sorgfältigen Vorbereitung und eines einfühlsamen Vorgehens bedarf.

○ Gewisse Patienten, etwa solche, die unter Kehlkopfkrebs oder amyotropher Lateralsklerose leiden, können nicht schlucken und brauchen deshalb zur Beendigung ihres Lebens fachgerecht durchgeführte Injektionen.

Soziale Argumente für die Sterbehilfe

○ Einige Patienten, die sich ihrem Lebensende nähern, haben niemanden, der ihnen Sterbehilfe leisten könnte. So überleben zum Beispiel vielfach ältere Frauen ihre engen Angehörigen und Freunde.

○ Bisweilen bereitet es den Angehörigen eines Patienten aber auch übermäßige emotionale Probleme, Sterbehilfe zu leisten. Schuldgefühle, Meinungsverschiedenheiten, ja sogar finanzielle Gesichtspunkte können dabei ausschlaggebend sein.

○ Der Patient hat Angst, sein Leben selbst zu beenden, weil er im Falle des Mißlingens den Makel und etwaige bleibende Schäden fürchtet.

○ Es ist die Aufgabe des Arztes, zu heilen und Leiden zu lindern. Ist eine Heilung aber ausgeschlossen und bittet der Patient um Sterbeerleichterung, so kommt die zweite der beiden ärztlichen Verpflichtungen zum Tragen.

○ Wenn eine so schwerwiegende Entscheidung ansteht, kann am ehesten der Arzt als unabhängiger Berater auftreten, weil er normalerweise weder emotional noch biographisch mit dem Patienten verbunden ist und weil er über die notwendigen technischen Mittel und Kenntnisse verfügt, um das Leben des Patienten verläßlich und sanft zu beenden. Es wäre geradezu ideal, wenn eine Selbsterlösung zwischen Arzt und Patient behutsam besprochen werden könnte, so daß beide die Verantwortung gemeinsam tragen.

Gründe, die Sterbehilfe zu verweigern

Wenn eine oder mehrere der folgenden Bedingungen gegeben sind, ist es nur recht und billig, wenn der Arzt die Sterbehilfe verweigert:

○ Die Sterbehilfe verstößt grundsätzlich gegen die moralischen Grundsätze des Arztes.

○ Der Arzt kennt den Patienten kaum, und/oder zwischen beiden besteht kein Vertrauensverhältnis.

○ Der Arzt ist über den Gesundheitszustand des Patienten nicht ausreichend informiert. Unter solchen Umständen wäre es fahrlässig, übereilt zu handeln.

○ Es gibt noch alternative Therapien, mit deren Hilfe der Patient womöglich zu heilen oder sein Zustand zu bessern ist. (Allerdings sollte man den Patienten dabei nicht zum Versuchskaninchen machen.) Die letzte Entscheidung hat der Patient selbst zu treffen, sofern er dazu noch in der Lage ist.

○ Der Patient ist aufgrund einer eindeutig depressiven Gemütsverfassung zu einer rationalen Entscheidung nicht imstande. Vielleicht ist diese Depression aber auch heilbar. Man sollte nie vergessen, daß die Aussicht, bald sterben zu müssen, wohl die meisten Menschen niederdrückt; warten Sie also ab, wie die Dinge sich entwickeln. Falls der Patient jedoch weiterhin in diesem Gemütszustand verharrt, sollten Sie ihn mit geeigneten Medikamenten behandeln und überprüfen, ob seine Bedrücktheit nicht vielleicht von familiären oder finanziellen Schwierigkeiten herrührt. Wenn Zweifel an der vollen Zurechnungsfähigkeit des Patienten bestehen bleiben, ist es ratsam, die Einschätzung eines Psychologen oder Psychiaters einzuholen.

Ich möchte hier noch kurz die Auffassung des New Yorker Anästhesisten Dr. Joseph J. Neuschatz zitieren, die für sich selbst spricht: »Es ist meine feste Überzeugung, daß das Leben eines Menschen in dem Augenblick endet, da er infolge einer unheilbaren schweren Krankheit seinen Lebenswillen verliert. Eine Woche, ein Tag, eine Stunde länger bedeuten nur unnötiges Leiden, fortgesetzte Qualen, einen verlängerten Todeskampf. Die wichtigste Aufgabe des Arztes ist es, das Leben zu verlängern – nicht das Sterben. Er sollte Gesundheit und Glück des Patienten fördern, nicht Schmerz und Leiden ausdehnen.« Er fügt noch hinzu: »Jeder unheilbar Kranke, der um Sterbehilfe bittet, sollte sie auch erhalten.« (*New York Doctor*, 30. 7. 90)

In einem von zwölf renommierten amerikanischen Ärzten im *New England Journal of Medicine* (30. 3. 89) veröffentlichten Artikel hatten zehn von ihnen den Mut zu erklären: »[. . .] es verstößt nicht gegen die Moral, wenn ein Arzt bei einem unheilbar Kranken einen rational begründeten Freitod unterstützt.«

2. Ein Arzt konstruiert eine Selbsttötungsmaschine

Am 4. Juni 1990 unternahm der Arzt Jack Kevorkian etwas, was die gesamte amerikanische Ärzteschaft tief aufwühlte und in der ganzen Welt großen Widerhall fand: Er half einer Frau, Suizid zu begehen, und sprach am nächsten Tag ganz offen darüber in der *New York Times*. Die Frau, die sich in einem frühen Stadium der Alzheimerschen Krankheit befunden hatte, war nicht seine Patientin gewesen.

Es folgte eine Kontroverse über Sterbehilfe, wie es sie bis dahin noch nicht gegeben hatte. Die breite Öffentlichkeit war überwiegend auf Dr. Kevorkians Seite. Zwei Monate lang berichteten die Medien über ihn. Vertreter von Medizin und Psychiatrie reagierten völlig konfus und gaben widersprüchliche Stellungnahmen ab.

Die Patientin

Janet Adkins war eine glücklich verheiratete, vierundfünfzigjährige Mutter dreier erwachsener Söhne. Sie wußte damals seit einem Jahr, daß sie unter der Alzheimerschen Krankheit, einer unaufhaltsam fortschreitenden degenerativen Erkrankung der Großhirnrinde, litt. Schon bevor man diese Krankheit bei ihr diagnostiziert hatte, war

sie der Hemlock Society beigetreten. Die körperlich und geistig aktive Frau war zutiefst entsetzt,
als sich die ersten Symptome ihrer Krankheit
bemerkbar machten. Mit Zustimmung ihres Ehe-
mannes beschloß sie, ihrem Leben ein Ende zu
setzen, noch bevor sie unter schlimmeren Symptomen zu leiden haben würde. Man hatte sie
bereits allen möglichen Therapien unterzogen
und sogar nur unzureichend erprobte Verfahren
an ihr ausprobiert.

Sie setzte sich mit drei Ärzten in Verbindung
und bat sie um Sterbehilfe. Zwei der Ärzte waren
Mitglieder der Hemlock Society. Sie hatte mit
ihrem Mann und ihren Söhnen mehrere Sitzun-
gen bei einer erfahrenen Familientherapeutin, das
letzte Mal eine Woche vor ihrem Tod. »Mrs. Adkins und ihre Angehörigen waren gleichermaßen
davon überzeugt, daß es ihr Recht sei, zu einem
selbst gewählten Zeitpunkt ihrem Leben ein
Ende zu setzen. Und die ganze Familie war mit
diesem Beschluß der Patientin einverstanden«,
berichtete mir einige Zeit später die Therapeutin
Myriam Coppens.

Mrs. Adkins glaubte an Gott und war Mitglied
der Unitarischen Kirche. Sie erzählte sogar ihrem
Geistlichen von ihrer Absicht.

Keiner der drei Ärzte war jedoch bereit, Mrs.
Adkins persönlich zu helfen, obwohl sie offensichtlich die Sterbehilfe befürworteten. Sie hatte
gehofft, einer von ihnen werde ihr die chemischen
Substanzen, die sie sich bereits beschafft hatte,
ordnungsgemäß verabreichen, weil sie wie viele

andere Menschen in dieser Situation Angst hatte, sie könne etwas falsch machen. Die drei Ärzte lehnten dies offenbar deswegen ab, weil Mrs. Adkins (1) bei keinem von ihnen Patientin war und weil sie (2) Angst vor strafrechtlichen Konsequenzen hatten.

Einer dieser Ärzte hat mir später gestanden, daß er im Laufe seines Berufslebens sechs Menschen geholfen habe, sich mit Hilfe pharmazeutischer Präparate das Leben zu nehmen. Alle diese Patienten seien angesehene Leute gewesen, die aus medizinisch vertretbaren Gründen um Sterbehilfe gebeten hätten.

Janet Adkins hörte erstmals Ende 1989 in einer Fernsehsendung von Dr. Kevorkian. Darin wurde auch seine Maschine vorgestellt und ihre Funktionsweise genau erklärt. Wie Tausende anderer Menschen in ihrer Situation auch wünschte sie sich einen sanften und sicheren Tod in Würde, und ebendiese Möglichkeit schien Dr. Kevorkian anzubieten. Sie nahm Kontakt zu ihm auf, und er schlug vor, sie solle ihn aufsuchen, wenn sie glaube, daß der rechte Zeitpunkt gekommen sei.

Dr. Kevorkian hatte 1952 an der medizinischen Fakultät der Universität von Michigan ein hervorragendes Examen abgelegt und war anschließend zum Facharzt für Pathologie ausgebildet worden. Er ist ein vorzüglicher Musiker und Maler. Später arbeitete er in verschiedenen Kliniken Michigans und Kaliforniens und interessierte sich stets für den Sterbeprozeß. So nahm er Untersuchungen an der Netzhaut vor, um den genauen Zeitpunkt des Todeseintritts festzustellen. 1958 wurde ihm nahegelegt, seinen Posten als Pathologe in einer Klinik in Ann Arbor aufzugeben, weil er zum Tode Verurteilte in Ohio dazu hatte überreden wollen, sich für medizinische Experimente zur Verfügung zu stellen. Nachdem er jahrelang vergeblich eine Publikationsmöglichkeit gesucht hatte, fand sich 1986 eine ausländische Zeitschrift bereit, einen von ihm verfaßten Aufsatz zu veröffentlichen, in dem er sich abermals für medizinische Experimente an zum Tode Verurteilten aussprach und sich davon bedeutende wissenschaftliche Erkenntnisse versprach.

Dr. Kevorkian trat 1988 an die Hemlock Society mit der Idee heran, man solle gemeinsam in Südkalifornien eine Suizidklinik eröffnen, in die die Hemlock-Gesellschaft unheilbar kranke Lebensmüde überstellen könne. Er behauptete, dies sei nicht nur im Interesse der Menschheit, sondern man werde auch zugunsten der Sterbehilfebewegung große Publizität erreichen, falls die Behörden ihn wegen Beihilfe zum Selbstmord strafrechtlich belangen sollten. Damals kämpfte gerade eine mit der Hemlock Society verbündete Bürgerinitiative in Kalifornien für die Abstimmung über »The Death With Dignity Act«. (Wegen schlechter Organisation kamen nicht genügend Unterschriften zusammen.)

Ich erklärte Dr. Kevorkian deshalb, da die Bewegung für humanes Sterben gerade versuche, die von Ärzten geleistete Sterbehilfe für unheilbar Kranke zu legalisieren, würden etwaige Konflikte mit dem Gesetz unserer gemeinsamen Sache nur schaden. Er beugte sich widerstrebend diesem Argument.

Dr. Kevorkian gab 1988 seine ärztliche Praxis auf, behielt aber seine Approbation. Wegen seiner umstrittenen Ansichten wollte ihn auch keine Klinik anstellen. Von seinen Standesgenossen geächtet, legte er sich eine Geschäftskarte zu, auf der es hieß: »Dr. med. Jack Kevorkian, Bioethik und Obiatrie. Sterbeberatung.« (Unter »Obiatrie« versteht Dr. Kevorkian Freitod mit ärztlicher Unterstützung.)

Als er Ende 1989 seine Erfindung einer Selbsttötungsmaschine bekanntmachte, interessierten sich die Medien ein paar Wochen lang für ihn. Viele Leute waren von seiner Erfindung geradezu hingerissen. Dutzende von Menschen wandten sich hilfesuchend an ihn. Auch Mrs. Adkins schickte ihm ihre medizinischen Unterlagen.

Der Schauplatz und das Gespräch

Mrs. Adkins flog mit ihrem Mann rund 3000 Kilometer weit von Portland, Oregon, nach Royal Oak, Michigan, wo sie am Tag vor ihrem Tod mit Dr. Kevorkian zusammentraf. Das von Dr. Kevorkian klugerweise auf Tonband mitgeschnittene Gespräch überzeugte ihn davon, daß sie voll und ganz zurechnungsfähig sei. Bereits seit Wochen hatte Dr. Kevorkian nach einer zur Durchführung der Prozedur geeigneten Örtlichkeit gesucht. Wo immer er vorstellig geworden war, ob in Motels oder Kirchengemeinden, war er abgewiesen worden. Niemand wollte ihm irgendwelche Räumlichkeiten zur Verfügung stellen – auch nicht die Mitglieder der Hemlock Society, die er darum bat, ihm ihre Privathäuser oder -wohnungen zur Verfügung zu stellen. Warum er seine eigene Wohnung nicht benutzte, ist unklar.

Mrs. Adkins starb schließlich in Dr. Kevorkians VW-Bus auf einem Campingplatz in Grovelands, Oakland County, Michigan. Mrs. Adkins wollte nicht, daß ihr Ehemann, mit dem sie seit 34 Jahren verheiratet war, bei ihrem Tod dabei sei, deshalb wartete dieser so lange in einem nahen Motel, bis er vom Tod seiner Frau unterrichtet wurde.

Die Selbsttötungsmaschine

Dr. Kevorkian hatte aus Aluminium ein kleines Gerüst gebaut, von dem drei Flaschen mit der Öffnung nach unten herabhingen: Eine Flasche enthielt Kochsalzlösung, die zweite Natriumpentothal und die dritte eine Lösung aus Kaliumchlorid und Succinylcholin. Ein kleiner Elektromotor aus einem Spielzeugauto beschickte die intravenös angebrachten Schläuche.

Mrs. Adkins' Selbsttötung verlief folgendermaßen:

1. Zunächst wurde ihr über die Infusionsleitung intravenös eine harmlose Kochsalzlösung zugeführt.

2. An ihren Armen und Beinen waren zur Überwachung der Herztätigkeit kardiographische Elektroden angebracht.

3. Als Mrs. Adkins bereit war zu sterben, schloß sie durch Knopfdruck ein Ventil, das die Kochsalzzufuhr unterband und die für Pentothal (Thiopental) bestimmte Infusionsleitung öffnete. Dieser Wirkstoff versetzte sie innerhalb von dreißig Sekunden in einen tiefen Schlafzustand.

4. Ein Zeitmechanismus aktivierte eine Minute später die Ausschüttung der in der dritten Infusionsflasche enthaltenen Flüssigkeit: Kaliumchlorid und Succinylcholin, ein Muskelrelaxans. Innerhalb von sechs Minuten trat der Tod ein.

Dr. Kevorkian informierte den amtlichen Leichenbeschauer, den Ehemann und die *New York Times,* die die Geschichte am folgenden Tag in großer Aufmachung auf der Titelseite brachte.

Juristische Aspekte

Dr. Kevorkian wußte, daß in seinem Heimatstaat Michigan bezüglich der Beihilfe zum Freitod eine so widersprüchliche Rechtsprechung herrscht wie nirgendwo sonst in den USA. Ein und dasselbe Delikt war hier in einem Fall sehr hart, in einem anderen überhaupt nicht bestraft worden. Das erste bekannte Strafverfahren wegen Sterbehilfe in den Vereinigten Staaten hatte 1920 in Michigan stattgefunden, als ein gewisser Frank Roberts seiner Frau die Selbsttötung ermöglicht hatte. Sie litt unter multipler Sklerose und hatte bereits einen Selbstmordversuch unternommen. Auf ihre dringende Bitte hin mischte Mr. Roberts Pariser Grün (ein arsenhaltiges Kupferpigment) mit Wasser und stellte die Flüssigkeit in ihre Reichweite. Sie trank das Gemisch. Er wurde wegen Mordes zu lebenslänglichem Zuchthaus mit Zwangsarbeit verurteilt, und man hörte nie wieder von ihm (vermutlich ist er im Zuchthaus gestorben), obwohl sein Fall als »Volk gegen Roberts« in die Rechtsgeschichte eingegangen ist.

Das Pendel schwang in die entgegengesetzte Richtung, als 1983 ein junger Mann namens Steven Paul Campbell des Mordes für schuldig befunden wurde, weil er eine Waffe und Munition bei einem Freund zurückgelassen hatte, der sich damit umgebracht hat. Der Verstorbene hatte unter Depressionen gelitten und stark getrunken. Campbell wurde allerdings in der nächsten Instanz mit der Begründung freigesprochen: »In der Rechtsprechung ist die Beihilfe zum Suizid nicht eindeutig als Straftat definiert. Die Beihilfe zur Selbsttötung ist daher nicht notwendig den Tötungsdelikten zuzurechnen.«

Aber die Behörden in Michigan wurden rasch aktiv, um Dr. Kevorkian zu stoppen. Sie erwirkten ein gerichtliches Unterlassungsurteil, beschlagnahmten sein Fahrzeug, die Maschine und seine pharmazeutischen Präparate. Das Gericht untersagte Dr. Kevorkian ferner, weiteren Lebensmüden bei der Selbsttötung zu helfen.

In der Klage hieß es, »voraussichtlich werden noch weitere an seiner ›Maschine‹ interessierte Kandidaten auftauchen«. Und tatsächlich erhielt er jede Menge weitere Anfragen, lehnte es aber ab, eine neue Maschine zu bauen.

Der um die Kevorkian-Adkins-Affäre entfachte Medienrummel führte dazu, daß kaum zwei Monate später ein gewisser Robert Bertram Harper unter Mordanklage gestellt wurde. Dieser Kalifornier hatte seiner Frau in einem Motel in Wayne County Sterbehilfe geleistet. Virginia Harper, die unter einer schweren Krebserkrankung litt, wollte ihr Leben in Gegenwart ihres Mannes und ihrer Tochter beenden, weil sie Angst hatte, daß ihr Freitod – wie schon im Jahr zuvor – ohne fremde Hilfe mißlingen könnte.

Die drei flogen deshalb von Sacramento aus ins rund 3000 Kilometer entfernte Michigan und stiegen in einem Motel in Romulus in der Nähe von Detroit ab. Ein paar Stunden später unternahm Mrs. Harper einen Selbsttötungsversuch, das heißt, sie nahm zehn Dalmanepillen ein, die sie in einen tiefen Schlaf versetzen sollten; dann zog sie sich eine Plastiktüte über den Kopf. Vielleicht wegen der Zeitverschiebung, möglicherweise aber auch wegen ihrer Angespanntheit in dem fremden, überheizten Motelzimmer wollte sich der Schlaf jedoch nicht einstellen, und sie streifte sich mehrmals die Plastiktüte wieder vom Kopf. Schließlich konnten ihr Ehemann und ihre Tochter sie beruhigen. Bob Harper beging nun allerdings den Fehler, seiner Frau die Plastiktüte vorsichtig über den Kopf zu ziehen und am Hals mit Gummibändern zu verschließen. Sie lag nun ruhig da und verschied, wie sie es sich gewünscht hatte.

Da er über den Fall Campbell informiert war und auch den Rummel um Dr. Kevorkian kurz zuvor mitbekommen hatte, legte Mr. Harper in der Überzeugung, daß er sich nicht strafbar gemacht habe, gegenüber der Polizei des Staates Michigan ein volles Geständnis ab. Er wurde festgenommen und von der Staatsanwaltschaft unter Mordanklage gestellt, weil er ja selbst zugegeben hatte, er habe seiner Frau aktive Sterbehilfe geleistet, indem er ihr die Plastiktüte über den Kopf gestreift habe. Am folgenden Tag hieß es in einer Presseerklärung der Bezirksstaatsanwaltschaft, daß es ein großer Fehler sei zu glauben, man könne einfach nach Michigan reisen und dort ungestraft Sterbehilfe leisten – eine Mitteilung, die nur die Schlußfolgerung zuließ, daß an Mr. Harper ein abschreckendes Exempel statuiert werden sollte.

Sechs Monate nach Mrs. Adkins' Tod wurde auch Dr. Kevorkian unter Mordanklage gestellt. Zehn Tage später verwarf ein Richter die Anklage. Die Hemlock Society kümmerte sich um Mr. Harpers anwaltliche Vertretung. Dr. Kevorkian indes lehnte unsere Unterstützung ab. »Er ist mit den Grundsätzen der Hemlock Society weder einverstanden, noch unterstützt er sie«, soll einer seiner Anwälte gesagt haben.

Ethische Konsequenzen

Bei der Lektüre von Artikeln und Leserbriefen in Zeitungen und Zeitschriften gewinnt man den Eindruck, daß die Ärzteschaft fast einhellig Dr. Kevorkians Verhalten verurteilte. Nur ein paar Mutige gaben ihm Rückendeckung. Ich glaube aber, gestützt auf Erfahrung, daß viele andere Ärzte zuviel Angst um ihr berufliches Fortkommen hatten, um sich auf Kevorkians Seite zu schlagen. Der durchschnittliche Arzt braucht Mut und finanzielle Sicherheit, bevor er sich für eine bis heute möglicherweise strafrechtlich relevante medizinische Praxis ausspricht. (Die meisten Experten gehen davon aus, daß in jedem anderen US-Staat – in Michigan ist die Gesetzeslage etwas verworren – gleich am folgenden Tag gegen Dr. Kevorkian Mordanklage erhoben worden wäre.)

Auch führende Kirchenleute verurteilten Dr. Kevorkian. »Eine Suizidmaschine ist schlicht eine Schande«, erklärte ein Sprecher der Erzdiözese Detroit. »Gott allein ist der Schöpfer des Lebens – und zwar vom Anfang bis zum Ende.« Die Unitarische Kirche hingegen, der Mrs. Adkins angehört hatte, verteidigte deren Recht, sich entsprechend ihren Lebensumständen und ihrem Gewissen zu verhalten.

Manche Ärzte fanden, Dr. Kevorkians Verwendung einer Maschine, die es gestattet, die Verantwortung vom Arzt auf den Patienten abzuwälzen, sei lediglich ein moralischer Trick. Einer erklärte rundheraus: »Selbst wenn es ihm gelingt, juristische Folgen abzuwenden, es bleibt eine moralische Haftung bestehen, die man nicht einfach so abtun kann.« Ähnlich argumentierte einige Monate später auch der Vorstand der Ärztekammer von Michigan: »Wir sind der Auffassung, daß der einzelne Arzt nicht darüber entscheiden kann, daß die Sterbehilfe plötzlich juristisch und moralisch rechtens ist«, heißt es in der Erklärung. »Aber wenn man jemandem ein medizinisches Präparat aushändigt oder zuläßt, daß der Betreffende ein solches Mittel einnimmt, so unterscheidet sich das nicht notwendig von der Praxis, eine Chemotherapie oder Antibiotikagaben abzusetzen.« Die Ärztekammer weigerte sich infolgedessen, die Selbsttötungsmaschine zu verurteilen und entzog Dr. Kevorkian auch nicht die Approbation, was noch ein paar Jahre zuvor ganz sicher der Fall gewesen wäre. (*Ann Arbor News*, 21. 9. 90)

Die Hemlock Society befürwortete, daß Dr. Kevorkian Mrs. Adkins Sterbehilfe geleistet hatte, weil man dort aus erster Hand darüber informiert war, daß sie sich seit mindestens sechs Monaten das Leben hatte nehmen wollen, daß sie von anderen Ärzten abgewiesen worden war und daß ihre Angehörigen eine psychologische Beratung erhalten hatten. »Aber es ist ganz sicher kein würdiger Tod, wenn man 3000 Kilometer anreisen muß, um dann auf einem Campingplatz in einem Kleinbus zu sterben«, ließ Hemlock verlauten. »Wir müssen die Gesetze ändern, damit ein solcher Akt des Mitgefühls durch einen Arzt künftig in den eigenen vier Wänden oder im Krankenhaus möglich ist.«

Dr. Kevorkian trat seinen Kritikern entgegen und erklärte, er werde auch weiterhin Sterbehilfe leisten, sobald er die nötige rechtliche Klärung erwirkt habe. Aber er schien sich nicht ganz im klaren darüber zu sein, wie die ärztliche Sterbehilfe im einzelnen durchzuführen sei. Drei Monate nachdem er die Ärzteschaft angeprangert hatte, in der Frage der Sterbehilfe zu keiner Entscheidung fähig zu sein, offenbarte er den *Detroit News* seine eigenen Pläne: »Wenn ein unheilbar Kranker sterben möchte, würde ich ihm und seinen Angehörigen zu Hause einen Besuch abstatten, den Gemeindegeistlichen und die behandelnden Ärzte aufsuchen. Ich würde den Ärzten mein Vorgehen erläutern, und diese hätten dann zu entscheiden, ob der Patient die notwendigen Kriterien erfüllt. Die letzte Entscheidung allerdings würde ich einem speziellen Gremium übertragen.«

An diese Bedingungen hatte er sich indes in Mrs. Adkins' Fall ganz und gar nicht gehalten. Auch ließen sie sich mit einer weiteren von ihm propagierten Idee, nämlich der Gründung von Freitodzentren überall in den USA, nicht vereinbaren. Die Hemlock Society widersetzte sich denn auch diesem Vorschlag mit dem Argument, daß derartige Zentren überflüssig seien, weil es lediglich der Verabschiedung eines Gesetzes (»The Death With Dignity Act«) bedürfe, damit Schwerstkranke in Absprache mit ihrem Arzt zu

Hause oder im Krankenhaus Sterbehilfe erhielten. Außerdem sei kaum damit zu rechnen, daß es je für alle schwerstkranken und vielleicht transportunfähigen US-Bürger in erreichbarer Nähe ein Freitodzentrum geben werde. Überdies erklärte Hemlock, daß in solchen Zentren die Gefahr des Mißbrauchs sehr groß sei, sofern man sie nicht sehr streng überprüfe.

Im übrigen erscheint die Vorstellung, daß unheilbar kranke Menschen die Entscheidung über ihr Leben und Sterben einem Ärztegremium übertragen müssen, den meisten Sterbehilfebefürwortern nicht eben verlockend. Denn wir möchten gerne selbst über unser Geschick bestimmen, bevor wir zu einem Arzt gehen und uns von diesem legal und diskret bei der Ausführung unserer Selbsterlösung helfen lassen.

Es entbrannte auch ein Streit um die Frage, ob man in Mrs. Adkins' Fall überhaupt von einer tödlichen Krankheit sprechen könne und ob sie ihrem Leben nicht zu früh ein Ende gesetzt habe. Sie wurde noch nachträglich dafür kritisiert, daß sie wenige Tage vor ihrer Selbsttötung mit einem ihrer Söhne Tennis gespielt habe, wobei die Kritiker allerdings außer acht ließen, daß die Kranke sich nicht einmal mehr den Spielstand merken konnte. Ihr Freitod war eben ganz wesentlich durch den Umstand bedingt, daß ihre geistigen Fähigkeiten immer mehr nachließen und daß sie wußte, daß sich ihr Zustand innerhalb der nächsten zwei Jahre noch erheblich verschlimmern würde.

Führt die Alzheimersche Krankheit unweigerlich zum Tode? Manche behaupten, dies sei nicht der Fall. Andere weisen darauf hin, daß die Krankheit unheilbar ist und daß der Tod schließlich durch andere Leiden verursacht wird, die den geschwächten Körper angreifen. Die Anhänger dieser Auffassung sind deshalb davon überzeugt, daß man die Alzheimersche Krankheit mit Fug und Recht als unheilbares, zum Tode führendes Leiden einstufen darf. Es gibt auch andere Krankheitsbilder, bei denen erst Sekundärerkrankungen zum Tode führen. Aber die verbreitete Furcht vor Alzheimer rührt daher, daß dieses Leiden fünf oder zehn Jahre dauern kann und für die Angehörigen des Patienten eine schreckliche Belastung darstellt. Denn diese Krankheit kann durchaus als »Tod des Geistes« oder als »partieller Hirntod« gelten.

Dr. Kevorkian löste eine gigantische Welle der Zustimmung und der Ablehnung aus, und zweifellos hat er der Öffentlichkeit einen großen Dienst erwiesen, indem er die Ärzteschaft dazu gezwungen hat, ihr Verhältnis zur Sterbehilfe einer kritischen Betrachtung zu unterziehen. Die Hemlock Society und ähnliche Bewegungen behaupten schon seit Jahren, daß es bessere Verfahren als den einsamen Freitod oder die heimliche ärtzliche Sterbehilfe gibt.

3. Ärztliche Sterbehilfe

Immer häufiger werden Ärzte von todkranken Patienten um Sterbehilfe gebeten. Die folgenden Kapitel sind als Anleitung für Ärzte und Krankenschwestern gedacht und sollen dabei helfen, diese verantwortungsvolle und sensible Aufgabe sachkundig und mit Selbstvertrauen auszuführen.

Die Kriterien, die man dabei heranziehen sollte, sind in etwa die folgenden:

1. Der Patient bittet immer wieder hartnäckig um Sterbehilfe, weil er sein Leiden einfach nicht mehr ertragen kann. Die Hauptursache seines Leidens ist eine unheilbare, zum Tod führende körperliche Erkrankung, aber auch die psychischen Folgen sind zu berücksichtigen. Der Patient muß sein Ersuchen im übrigen in Anwesenheit eines Zeugen schriftlich formulieren und unterschreiben, damit alle Beteiligten guten Gewissens handeln können.

2. Zwei Ärzte müssen übereinstimmend feststellen, daß der Kranke nach bestem medizinischen Ermessen innerhalb der nächsten Monate sterben wird. Diese Einschätzung muß ebenfalls in schriftlicher Form vorliegen.

3. Der Patient ist sich seines Zustandes klar bewußt und ist über sämtliche medizinischen Möglichkeiten, einschließlich der Unterbringung in einem Pflegeheim, im Bilde.

4. Die Angehörigen sind über den Wunsch des

Kranken informiert; ihre Auffassungen wurden berücksichtigt. Doch weder ein einzelnes Familienmitglied noch die Familie als Ganzes kann zur Sterbehilfe ermächtigen oder dagegen Einspruch erheben.

5. Der Zeitpunkt des Todes ist ganz in das Ermessen des Patienten gestellt, der seinen Entschluß jederzeit mündlich oder schriftlich widerrufen kann. Unmittelbar vor Induzierung des Todes muß der Arzt den Patienten in Anwesenheit eines Zeugen ein letztes Mal fragen, ob dieser noch immer zu sterben wünscht.

6. Allein ein qualifizierter Arzt darf den Tod herbeiführen, und zwar nur mit Hilfe des humansten Verfahrens, das bekannt und dem Patienten genehm ist.

Dieser Kriterienkatalog kann bisher lediglich als ethischer Leitfaden gelten. Mit Ausnahme der Niederlande hat er noch nirgendwo Gesetzeskraft. Wer aktive Sterbehilfe gewährt, sollte sich deshalb über mögliche strafrechtliche Konsequenzen im klaren sein. Solange eine Beihilfe zur Selbsttötung unter streng humanitären Gesichtspunkten vertretbar erscheint und sachgerecht und diskret ausgeführt wird, ist eine Strafverfolgung allerdings äußerst unwahrscheinlich. Gegenwärtig ist die öffentliche Meinung solchen Mitleidsakten gewogen, und das können auch die Strafverfolgungsbehörden nicht einfach außer acht lassen.

Es wird immer wieder Ausnahmefälle geben, etwa die Situation eines schwerkranken Patienten, der übermäßig unter seinem Zustand leidet, keine Genesungschance hat, aber nicht im üblichen Sinne todkrank ist. Beispiele hierfür sind besonders die Alzheimersche Krankheit, die fortgeschrittenen Stadien der multiplen Sklerose oder der amyotrophen Lateralsklerose. Diese und einige noch seltenere Krankheiten sind unheilbar, die Schmerzen können unerträglich sein, und jeder weiß, daß es mit dem Patienten nur bergab gehen kann. Der Kranke möchte seinen Tod deshalb vielleicht beschleunigen. Die Ärzte stehen dann vor der Frage, ob sie es verantworten können, Sterbeerleichterung zu gewähren. In Anbetracht aller mir bekannten Umstände bin ich der Meinung, daß eine positive Entscheidung moralisch vertretbar ist. Allerdings gibt es für die Beurteilung derartiger menschlicher Notsituationen wohl keine allgemeingültigen Kriterien. Jeder Fall muß individuell entschieden werden.

Zu Hause oder im Krankenhaus sterben?

Die Frage, wo die Sterbehilfe gewährt werden soll, stellt sich überhaupt nur dann, wenn der Patient wegen bestimmter Symptome aus der Klinik nicht entlassen werden kann. Im Idealfall erhält der Kranke die Sterbehilfe bei sich zu Hause in Anwesenheit der Menschen, die ihm teuer sind. Aber ob die Sterbehilfe daheim oder im Krankenhaus gewährt wird – in jedem Fall sollte ein Höchstmaß an Beratung und Rücksichtnahme beachtet werden. Im Kapitel über Krankenschwestern und das Problem der Sterbehilfe werde ich noch auf die Gesichtspunkte zu sprechen kommen, mit denen medizinisches Fachpersonal sich in solchen Fällen auseinanderzusetzen hat.

Hat der Kranke den festen Entschluß gefaßt, sein Leben zu beenden, sollte der behandelnde Arzt sich am besten vom Pharmazeuten über die in diesem konkreten Fall wirksamsten chemischen Präparate beraten lassen. Falls der Pharmazeut Bedenken hat, sollte er sie äußern; ist er nach dem Gespräch weiterhin beunruhigt, sollte der Pharmazeut von der weiteren Mitwirkung ausgeschlossen werden. Können beide sich jedoch auf eine Substanz und die Dosierung einigen, dann sollten sie dies schriftlich festhalten. Der Pharmazeut sollte dem Arzt die deutlich gekennzeichnete Dosis des Wirkstoffs übergeben.

Die meisten Ärzte wissen erstaunlich wenig darüber, wie man ein Leben beendet. Sie haben zwar in der Ausbildung den therapeutischen Nutzen der verschiedenen Wirkstoffe kennengelernt, aber nicht, wie man diese Substanzen einsetzt, um ein Leben abzukürzen. In den folgenden Kapiteln werde ich deshalb darüber berichten, wie die holländischen Ärzte in den vergangenen zwanzig Jahren gelernt haben, dieses Ziel mit Hilfe der besten wissenschaftlichen Methoden zu erreichen. Besseres Quellenmaterial liegt bis heute nirgends vor.

Zwar besitzt die Hemlock Society über den Patientenfreitod inzwischen beträchtliche Kenntnisse – und die Holländer und andere verdanken unseren Büchern und Berichten wesentliche Anregungen und Erkenntnisse –, aber in Amerika und Großbritannien ist es bisher wegen rechtlicher Risiken nicht möglich gewesen, Anleitungen zur ärztlichen Sterbehilfe zu publizieren, und falls doch einmal, dann unter der Hand. Die vorliegenden Erfahrungen sind also nicht allgemein zugänglich. Ich stütze mich deshalb im folgenden in erster Linie auf Berichte aus den Niederlanden und auf Auskünfte, die ich in den vergangenen zwölf Jahren auf Kongressen und persönlich von Ärzten in Holland, Großbritannien und Nordamerika erhalten habe.

Welche Substanzen sind am zweckdienlichsten?

Ideal sind Substanzen, die einen raschen, schmerzlosen Tod gewährleisten. Welches Präparat diese Bedingungen im Einzelfall erfüllt, hängt davon ab, ob der Patient das Mittel oral einnimmt oder sich injizieren lassen möchte. Ferner sind das Allgemeinbefinden des Kranken in Rechnung zu stellen und die während der Behandlung verabreichten Medikamente.

Die Substanz sollte sich sowohl intramuskulär als auch intravenös injizieren lassen, zugleich aber auch für eine orale Einnahme und/oder für eine rektale Einführung tauglich sein. Da es keinen Einzelwirkstoff gibt, der all diese verschiedenen

Verabreichungsformen gestattet, müssen verschiedene Präparate in Betracht gezogen werden.

Obwohl die meisten niederländischen Sterbehilfepatienten das Injektionsverfahren bevorzugen, gibt es immer wieder Kranke, die lieber den sprichwörtlichen »Schierlingsbecher leeren« möchten. Eine Flüssigkeit ist deshalb geeigneter als Tabletten oder Kapseln, weil sie leichter zu schlucken ist. Sie dürfte im allgemeinen auch rascher wirken, weil die Wirkstoffe darin bereits gelöst sind. Nachteile: das Risiko des Erbrechens und der möglicherweise so unangenehme Geschmack der Mischung, daß sie nicht trinkbar ist.

Wie rasch eine letale pharmazeutische Substanz den Tod herbeiführt, hängt aber auch noch von der Quantität des Magen- und Darminhalts ab. Ich habe diesen Punkt bereits im ersten Teil des Buches im Kapitel 22 angesprochen. Nachdem der Patient die Substanz einmal eingenommen hat, sollte der Arzt nicht mehr von dessen Seite weichen. Falls der Arzt den Raum aus irgendeinem Grunde dennoch verlassen muß, sollte eine Schwester den Kranken beaufsichtigen. Der Arzt sollte jedoch wenigstens in kurzen Intervallen nach dem Rechten sehen, bis der Tod des Patienten eingetreten ist.

Die besten Wirkstoffkombinationen bei einem Freitod unter medizinischer Aufsicht werden in einem späteren Kapitel näher erläutert. Zunächst sollen die verschiedenen Einnahmeformen geschildert werden, die sich allerdings in Eignung und Verläßlichkeit unterscheiden.

Rektal

Diese Methode ist am wenigsten zu empfehlen, weil sie einen Einlauf (Klistier) erfordert und den Patienten zwingt, eine unangenehme Lage einzunehmen. Viele Kranke haben überdies Schwierigkeiten, Zäpfchen bei sich zu behalten. Falls man sich dennoch für dieses Verfahren entscheidet, sollte man am besten ein Suppositorium aus Natriumsalz verwenden, in dem ein Barbiturat enthalten ist, da solche Zäpfchen den Darm entspannen. Was Suppositorien für die Sterbehilfe jedoch besonders fragwürdig erscheinen läßt, ist das Problem der Dosierung. Außerdem dauert es bei Anwendung dieser Methode recht lange, bis die entsprechenden Substanzen vom Blut absorbiert werden, wodurch ihre Wirkung beeinträchtigt wird. Die Notwendigkeit, dem bereits bewußtlosen Patienten gegebenenfalls noch zusätzliche Zäpfchen einzuführen, stellt für den Arzt ganz sicher eine psychische Belastung dar. Alles in allem kann dieses Verfahren nur als letzter Ausweg gelten.

Intramuskulär

Wie rasch bei Anwendung dieses Verfahrens eine Wirkung zu verzeichnen ist, hängt von der Zusammensetzung der verabreichten Flüssigkeit und der Kreislaufstabilität des Patienten ab. Deshalb ist es schwierig vorherzusagen, wie lange es unter diesen Umständen dauert, bis der Tod eintritt. Wenn der Arzt die am kräftigsten durchblutete Körperpartie des Patienten auswählt und hier eine tiefe intramuskuläre Injektion verabreicht und die Stelle dann noch massiert, wird der Prozeß des Sterbens erheblich beschleunigt.

Intravenös

Das ideale Verfahren ist in der Tat die intravenöse Injektion, die bekanntermaßen am raschesten zum Tod führt. Falls der Patient ohnehin schon am Tropf hängt und Analgetika erhält, läßt sich der tödliche Wirkstoff im allgemeinen am besten ebenfalls auf diese Weise verabreichen.

Subkutan

Holländische Experten halten diese Methode für ungeeignet, weil dabei ähnliche Schwierigkeiten auftreten wie bei intramuskulären Injektionen.

Wieviel?

Die Dosis ist teilweise davon abhängig, welches Verfahren zum Einsatz gelangt. Wenn der Wirkstoff oral eingenommen wird, sind hundert Milliliter die beste Dosis; intramuskulär reichen bereits zehn Milliliter, die am besten auf zwei Injektionen zu verteilen sind.

Wie lange?

Die tödliche Substanz sollte innerhalb von Minuten ein tiefes, unumkehrbares Koma herbeiführen – allerspätestens nach dreißig Minuten. Innerhalb der folgenden dreißig Minuten sollte der Tod eintreten, bei oraler Applikation spätestens nach einigen Stunden. Meine erste (unter Knochenkrebs leidende, 42 Jahre alte) Frau nahm oral eine Überdosis ein, wurde sofort bewußtlos und verstarb innerhalb von fünfzig Minuten. Als ich zwölf Jahre später meinem zweiundneunzigjährigen Schwiegervater nach einem Herzinfarkt Sterbehilfe leistete, kannte ich mich schon besser aus, so daß er innerhalb von zwanzig Minuten starb. In beiden Fällen war Secobarbital der Hauptwirkstoff.

Ich hatte mittlerweile durch Beobachtung gelernt, daß die rasche Einnahme der Überdosis der entscheidende Faktor ist. Soll eine sanfte Selbsterlösung gelingen, so muß das zentrale Nervensystem des Lebensmüden rasch und wirksam ausgeschaltet werden. Aus diesem Grund ist eine intravenöse Injektion der oralen Einnahme vorzuziehen.

Nebenwirkungen

Die verwendete pharmazeutische Substanz darf unter keinen Umständen unerwünschte psychische Nebenwirkungen – etwa depressive Zustände, Schmerzen, Angstgefühle oder Halluzinationen – verursachen. Ebensowenig dürfen physiologische Probleme auftreten, zum Beispiel Zuckungen, ein Gefühl der Enge in der Brust, Erbrechen oder motorische Unruhe. Falls der Patient erbricht, erreicht logischerweise nur eine kleinere Menge der verabreichten pharmazeutischen Substanz das zentrale Nervensystem.

Wechselwirkungen

Egal welchen Wirkstoff man verwendet, ganz wichtig ist es auch herauszufinden, wie die Substanz mit anderen Mitteln zusammenwirkt, die der Patient bereits erhält. Es gibt Substanzen, die sich wechselseitig neutralisieren oder verstärken. Solche Wechselwirkungen sind zu zahlreich, um sie hier alle aufzuzählen, doch sollten Ärzte sich eingehend mit ihnen befassen.

4. Krankenpfleger an die Front

Es ist die Aufgabe des Arztes, die Erkrankung, unter der ein Patient leidet, zu diagnostizieren. Wie ein Leiden zu behandeln ist, müssen Arzt und Patient nach einem Gespräch über den Krankheitsverlauf und die therapeutischen Möglichkeiten gemeinsam festlegen. Ob Sterbehilfe angebracht ist, muß zwischen Arzt und Patient entschieden werden.

Dagegen steht das Pflegepersonal bei der täglichen Betreuung des Kranken zwar in der ersten Reihe, hat aber in diesem Entscheidungsprozeß nur begrenzte Mitspracherechte. In den meisten Fällen ist es aber wohl dennoch das Pflegepersonal, das als erstes von dem Sterbewunsch des Patienten erfährt. Vielleicht steht der/die Pfleger/in etc. diesem Wunsch wohlwollend gegenüber, vielleicht aber auch nicht, in jedem Fall muß er/sie sich damit auseinandersetzen.

Wird der/die Pfleger/in indes aus dem Entscheidungsprozeß völlig ausgeschlossen, dann fühlt er/sie sich nicht nur übergangen, sondern auch noch von einer wichtigen Erfahrung ferngehalten. Das kann Probleme zur Folge haben. Es ist deshalb wünschenswert, daß das Pflegepersonal in die Sterbehilfe miteinbezogen wird. Allerdings sollten Pfleger/innen auf die Entscheidung selbst keinen Einfluß nehmen und auch nicht die tödliche Substanz verabreichen.

Zunächst einmal sollte ein/e Pfleger/in den Unterschied zwischen den beiden Grundtypen der Sterbehilfe kennen: der *passiven* Sterbehilfe, bei der beispielsweise (völlig legal) medizinische Geräte abgeschaltet werden, und der *aktiven* Sterbehilfe, von der man spricht, wenn jemand einem unheilbar Kranken tödliche Pharmaka verabreicht (vgl. Erster Teil, 1. Kapitel). Wenn es gelingt, den Sterbewunsch des Patienten durch Anwendung der ersten Methode zu realisieren, erübrigt sich natürlich der Einsatz des zweiten Verfahrens.

Dennoch: Die Fortsetzung einer sinnlosen Medikation, der Umgang mit einem Patienten, der eine lebensverlängernde Behandlung ablehnt, oder eine Schmerztherapie, die die Verabreichung massiver Überdosen eines Präparats verlangt, die den Tod beschleunigen – dies alles kann eine/n Pfleger/in in Verwirrung stürzen, wenn nicht die Möglichkeit eines offenen Gespräches besteht. Es ist deshalb äußerst wichtig, daß alle mit einem Fall befaßten medizinischen Fachkräfte sich hinsichtlich der notwendigen Maßnahmen immer wieder miteinander abstimmen.

Das Pflegepersonal muß in Betracht ziehen, ob der Patient aus freiem Entschluß – und nicht etwa unter Druck – handelt und ob der Kranke die Situation sorgfältig durchdacht hat und über sämtliche Möglichkeiten informiert ist. Wenn jemand auch nur den geringsten Verdacht hat, daß diese Bedingungen nicht erfüllt sind, muß er/sie dies dem Ärzteteam zur Kenntnis bringen.

Weil kaum jemand den Patienten so intensiv erlebt wie das Pflegepersonal, ist es besser als andere in der Lage, die Urteilsfähigkeit und Zurechnungsfähigkeit des Kranken einzuschätzen. Wer am Zustand des Patienten und an der Therapie auch nur die geringsten Zweifel hegt, sollte unbedingt mit dem Arzt darüber sprechen.

Für die Diagnose zeichnet der Arzt fachlich wie juristisch allein verantwortlich. Auch im Hinblick auf die aktive oder passive Sterbehilfe sollte die letzte Entscheidung beim Arzt liegen, der sich allerdings zuvor mit mindestens einem Kollegen beraten haben muß. Aber auch die Ansichten des Pflegepersonals dürfen keinesfalls außer acht gelassen werden.

Vielleicht wünscht der Patient aber auch, die Frage der Sterbehilfe allein mit dem Arzt auszumachen und das Pflegepersonal nicht einzuweihen. Dieser Wunsch ist selbstverständlich zu respektieren. Allerdings kommt dies nur selten vor.

Ist einmal die Entscheidung getroffen, daß man dem Sterbewunsch des Patienten entsprechen wird, dann müssen alle über den Zeitpunkt und das geplante Verfahren informiert werden. Dies gilt besonders, wenn der Patient die tödliche Substanz oral einzunehmen gedenkt, da dies bisweilen länger dauert. Obwohl natürlich niemand über Gebühr belastet werden sollte, ist ein gewisses Maß an Anteilnahme am Sterben des Patienten äußerst wichtig, damit nicht das Empfinden für den Wert des Lebens abhanden kommt.

Zusammenfassend läßt sich sagen: Wer als

Pfleger/in bei der Sterbehilfe mitwirken will, sollte sich in allen ethischen und juristischen Fragen genau auskennen. Wer diese Regeln kennt, muß sich ihnen aber nicht unbedingt unterwerfen, wenn stärkere moralische Forderungen dem entgegenstehen.

Pfleger/innen sollten deshalb stets miteinbezogen werden und die Chance erhalten, auch in Sterbehilfefällen ihren Beitrag zu leisten.

5. Pharmakologische Erkenntnisse im Überblick

Dieses Kapitel basiert auf Berichten aus den Niederlanden und auf Gesprächen mit Medizinexperten in Großbritannien und Nordamerika.

Barbiturate

Eine ausreichend hohe Dosis eines Barbiturats bewirkt zunächst eine Dämpfung des Atemzentrums und löst so eine respiratorische Acidose (krankhafte Vermehrung des Säuregehalts im Blut) aus. In Verbindung mit einem vaskulären oder einem Herzschock führt dies zum Tod. Man kann mit Barbituraten aber auch zunächst ein Koma und dann durch Gaben eines anderen Mittels den Tod herbeiführen. Bei Patienten, die längere Zeit Barbiturate eingenommen haben (sei es als Schlafmittel oder als Antiepileptika), tritt eine Gewöhnung ein, die sogar dazu führen kann, daß der Betreffende aus dem Koma wieder erwacht und eine vielfache der üblichen Dosis braucht.

Thiopental ist der für intravenöse Injektionen am besten geeignete Wirkstoff. Allerdings läßt sich von der Substanz kaum soviel zuführen, daß eine tödliche Wirkung garantiert wäre, aber der Wirkstoff eignet sich hervorragend zur Induzierung eines Komas, in dem ohne weiteres ein Muskelrelaxans verabreicht werden kann. Im Normalfall erfüllt eine Dosis von 1 Gramm des Natriumsalzes den gewünschten Zweck. Wer über einen längeren Zeitraum regelmäßig Barbiturate eingenommen hat, bei dem sind möglicherweise 1,5 bis 2 Gramm erforderlich.

Für intramuskuläre Injektionen steht kein geeignetes Präparat zur Verfügung. Ein injizierbares **Phenobarbital** ist zwar auf dem Markt, aber das Mittel ist so schwach, daß man eine derart große Menge davon verabreichen müßte, die für eine intramuskuläre Injektion nicht geeignet ist.

Bei oraler Einnahme sollte man vorzugsweise ein lipophiles Barbiturat verwenden, das die Blut-Hirn-Schranke relativ rasch überwindet und deshalb besonders schnell wirkt. Auch dafür ist Phenobarbital nicht sonderlich geeignet. Als Basissubstanz kommt daher am ehesten ein Natriumsalz in Frage, das sich wegen seiner guten Löslichkeit leicht in ein Getränk einrühren läßt und vom Körper rasch absorbiert wird. Schnell wirkende und relativ einfach zu beziehende Natriumsalze sind **Pentobarbital-Natrium, Secobarbital-Natrium** und **Hexobarbital-Natrium**. Die zweite dieser Verbindungen ist allerdings ausgesprochen hygroskopisch (feuchtigkeitsbindend), was bisweilen von Nachteil sein kann. Die tödliche orale Pentobarbital- oder Secobarbitaldosis beträgt schätzungsweise 3 Gramm. Aus Sicherheitsgründen sollte man in Sterbehilfefällen die dreifache Dosis geben. Der Tod tritt meistens nach einigen Stunden, mitunter aber auch erst nach zwei bis fünf Tagen ein. Weil eine solche Zeitspanne natürlich nicht zumutbar ist, ist es ratsam, den Wirkstoff mit einer anderen Substanz zu kombinieren. Früher hat man dafür ein das Zentralnervensystem dämpfendes Mittel wie **Diazepam** oder **Alkohol** empfohlen, heute dagegen gilt die gleichzeitige Einnahme von **Dextropropoxyphen** und/oder **Orphenadrin** als besonders geeignet (siehe unten). Ist der komatöse Zustand erst einmal erreicht, kann man natürlich auch Muskelrelaxanzien injizieren.

Angesichts der damit verbundenen Nachteile sollte die rektale Verabreichung nur ausnahmsweise praktiziert werden. Damit das Barbiturat optimal freigesetzt werden kann, sollte es als Natriumsalz einer fetthaltigen Grundmasse beigemischt werden. Ein Gramm **Pentobarbital-Natrium** oder **Secobarbital-Natrium** pro Zäpfchen kann als hinreichende Dosis gelten. Allerdings ist es kaum möglich, dem Patienten eine so große Menge dieser alkalisch reagierenden Substanz schmerzfrei zu verabreichen.

Eine Kombination mehrerer Barbiturate ist nicht eindeutig wirksamer als Gaben eines einzigen Barbiturats in ausreichend hoher Dosierung. Dies gilt auch für die Kombination von zwei verschiedenen Barbituraten, die das anxiolytisch wirkende Hydroxyzin enthalten, das zum Beispiel in dem Handelsprodukt **Versparax**® (150 mg **Secobarbital-Natrium**, 50 mg **Brallobarbital-Calcium** und 50 mg **Hydroxyzin-Dihydrochlorid** pro Tablette) vorkommt. Ungeachtet der Tatsache, daß das Hydroxyzin zur tödlichen Wirkung des Präparates beiträgt, kann es auch hier wie bei einem Einzelbarbiturat lange dauern, bis der Tod eintritt. Man hat festgestellt, daß selbst die Einnahme von zehn **Vesparax**® nicht immer das gewünschte Ergebnis bringt.

Benzodiazepin-Derivate

Es ist schon nicht einfach, mit Hilfe eines oral eingenommenen Benzodiazepin-Derivats ein Koma zu induzieren, deshalb ist es nur um so schwieriger, damit den Tod herbeizuführen. Es wird deshalb eine intravenöse Injektion empfohlen. Gleichwohl sind Fälle dokumentiert, in denen selbst eine intravenös verabreichte Dosis von 40 mg **Diazepam (Valium**®) nicht den Tod herbeigeführt hat. Größere Gewähr, daß es tatsächlich zu einem Koma kommt, besteht bei intravenösen Gaben von **Flunitrazepam (Rohypnol**®) oder **Midazolam (Dormicum**®). Allerdings hat man damit bis heute nur begrenzte Erfahrungen gesammelt, so daß weiterhin primär das Barbiturat **Thiopental** empfohlen wird (siehe oben).

Muskelrelaxanzien

Intravenöse Gaben einer entsprechenden Menge eines Muskelrelaxans verursachen innerhalb weniger Minuten eine völlige Lähmung der quergestreiften Muskulatur. Das wiederum führt zunächst zum Atemstillstand und dann zum Tod durch Anoxämie (Sauerstoffmangel im Blut). Freilich sollte man solche Substanzen nur einem komatösen Patienten verabreichen, weil die Lähmungserscheinungen starke Angstgefühle erzeugen. Falls in dieser Hinsicht auch nur der geringste Zweifel besteht, sollte zunächst durch intravenöse Thiopental-Gaben (siehe oben) ein Koma herbeigeführt werden.

Die depolarisierende Substanz **Suxamethonium** ist für den hier in Frage stehenden Zweck selbst in sehr hohen Dosierungen nicht geeignet, da ihre geringe Wirkungsdauer sie für die Sterbehilfe untauglich macht. Die nichtdepolarisierenden Substanzen **Alcuroniumchlorid (Alloferin®)** und **Pancuroniumbromid (Pavulon®)** und wohl auch **Vecuroniumbromid (Norcuron®)** sind angeblich sehr nützlich. Nach der Verabreichung wird das Pancuronium hauptsächlich an Globuline gebunden, während Alcuronium sich in erster Linie mit Albuminen verbindet. Dieser Unterschied ist besonders bei schweren Hepatitisfällen und bei Leberzirrhose von Bedeutung. Denn bei diesen Krankheitsbildern ist der Globulinspiegel häufig stark erhöht, was die Wirkung des Pancuroniums erheblich beeinträchtigen kann. In solchen Fällen sollte man daher Alcuronium verwenden.

In der Vergangenheit hat es häufig geheißen, die doppelte der therapeutischen Dosis eines Muskelrelaxans sei eine für die Euthanasie ausreichende Menge. Um jedoch ganz sicher zu gehen, daß die tödliche Lähmung auch tatsächlich eintritt, sollte man möglichst die dreifache Dosis verwenden, also beispielsweise 45 mg Alcuroniumchlorid oder 18 mg Pancuroniumbromid. Diese Menge erhält der Patient am besten in der auch von Anästhesisten praktizierten intravenösen Darreichungsform. Falls dies nicht möglich ist, ist offenbar auch eine intramuskuläre Injektion durchaus zweckdienlich. Theoretisch besteht bei dieser Darreichungsform allerdings das Risiko, daß der Muskel die Substanz nur in unregelmäßigen Abständen freisetzt und die Wirkung deshalb nicht verläßlich zu berechnen ist. Die Erfahrungen, die man bisher mit intramuskulären Injektionen gesammelt hat, deuten allerdings darauf hin, daß innerhalb eines begrenzten Zeitraums (zehn Minuten) mit einer angemessenen Wirkung zu rechnen ist, solange nur eine hohe Dosis des Muskelrelaxans sachkundig injiziert wird. Unlängst an Hunden vorgenommene Untersuchungen bestätigen diese Auffassung.

Eine orale oder rektale Verabreichung dieser Mittel kommt nicht in Betracht. Wegen ihrer vierwertigen Struktur werden oral oder rektal gegebene Muskelrelaxanzien vom Körper nur unzureichend resorbiert.

Narkotisch wirkende Analgetika

Wenn ein Patient zuvor nicht mit einem dieser auch Hypnoanalgetika genannten Schmerzmittel behandelt worden ist, verursacht die intravenöse Gabe einer angemessenen Dosis infolge der starken Dämpfung des Atemzentrums einen raschen Atemstillstand, auf den zunächst eine Phase der Cheyne-Stokes-Atmung folgt, bis der Tod durch Anoxämie eintritt. Allerdings sollte der Sterbewillige in der letzten Phase nicht eine sich langsam steigernde Dosierung des Mittels erhalten, weil in diesem Fall rasch eine Gewöhnung eintreten kann.

Bei unheilbar Kranken, die bereits eine Zeitlang ein Hypnoanalgetikum erhalten haben, tritt die beschriebene Dämpfung des Atemzentrums häufig nicht mehr ein. In solchen Fällen verursachen selbst hohe Gaben narkotisierender Analgetika vielfach nicht die gewünschte Wirkung. Das Mittel löst in solchen Fällen anfänglich bestenfalls eine Benommenheit aus, ohne die Atmung zu unterdrücken. In diesem Stadium läßt sich der Patient meist noch wecken und reagiert dann oftmals verwirrt und verängstigt. Euphorische Zustände hingegen treten nur selten auf. Nur bei Zuführung weiterer Dosierungen zu einem späteren Zeitpunkt läßt sich die Atmung ganz ausschalten. Es kommt dann zu einer respiratorischen Acidose mit Koma, und schließlich stirbt der Patient.

Im übrigen ist es in den vorstehend erwähnten

Fällen schwierig, den genauen Zeitpunkt des Todeseintritts vorherzusagen. Es können Stunden, aber auch Tage vergehen, bevor sich die gewünschte Wirkung einstellt. Außerdem ist es nicht einfach, die geeignete Dosis zu bestimmen. In den Niederlanden werden bisweilen bei aktiver Sterbehilfe 10 mg **Morphinhydrochlorid** intravenös injiziert, aber eine so geringe Dosis vermag den Sterbeprozeß bestenfalls zu erleichtern, nicht jedoch zu beschleunigen. Auch die früher gelegentlich empfohlene Verabreichung von 1 mg **Fentanyl** als Dihydrogencitrat scheint nicht zweckdienlich zu sein. Ein weiteres Problem besteht darin, daß gewisse Substanzen, etwa **Buprenorphin (Temgesic®)** und **Pentazocin (Fortral®)**, als Narkotikum nicht nur agonistisch, sondern sogar auch antagonistisch wirken. Infolgedessen kann die Verabreichung solcher Substanzen bisweilen akute Entzugserscheinungen verursachen und sollte deshalb vermieden werden.

Zur Sterbehilfe gut geeignet ist die oral einzunehmende Kombination eines Barbiturats (siehe oben) mit einem **Dextropropoxyphenhydrochlorid.** Die zusätzliche Verabreichung dieser Substanz erhöht die Wahrscheinlichkeit, daß der Tod nach relativ kurzer Zeit (ein bis fünf Stunden) eintritt. Ob die Wirkung dieses Mittels allein auf einer Ausschaltung der Atmung oder auf einem Kreislaufschock beruht, ist noch nicht endgültig geklärt. Zur Zeit ist Dextropropoxyphen nur in Präparaten mit retardierter Freisetzung enthalten (**Depronal**®, **Darvon**®, **Develin**® retard) und nicht als reiner Wirkstoff zu kaufen. Wenn es sich bei den Medikamenten um Kapseln handelt, die mit Granulat gefüllt sind, kann man es aus den Kapseln entfernen, und dennoch bleibt die kontrollierte Freisetzung erhalten; aber diese Eigenschaft verschwindet, sobald man das Granulat pulverisiert. Ob die Verwendung einer Substanz ohne kontrollierte Freisetzung überhaupt wünschenswert ist, läßt sich nicht eindeutig beantworten. Einerseits wäre unter solchen Umständen eine raschere und zuverlässigere Wirkung zu erwarten. Andererseits jedoch ist die verzögerte Wirkung vielleicht ausschlaggebend dafür, daß bei der Verwendung von Dextropropoxyphen in der Sterbehilfe heutzutage fast keine Fälle von Erbrechen zu verzeichnen sind. Nach Auskunft etlicher Berichte reicht bisweilen bereits 1 g Dextropropoxyphen, um den Tod herbeizuführen, in der Literatur sind aber auch Fälle dokumentiert, in denen selbst die Einnahme mehrerer Gramm des Mittels ohne tödliche Wirkung geblieben ist. Es ist deshalb ratsam, die in der Vergangenheit empfohlene Sterbehilfedosis von 1,5 auf 3 Gramm zu erhöhen. Alkohol kann die Toxizität von Dextropropoxyphen erheblich verstärken, aber nur bei großen Mengen Alkohol. Der für die narkotisierenden Analgetika typische Nachteil, daß nämlich eine Langzeiteinnahme zur Gewöhnung führen kann, gilt auch für das Dextropropoxyphen. Es ist wenigstens ein Fall dokumentiert, in dem die Toleranz des Patienten gegenüber dem

Mittel so stark war, daß selbst 15 Kapseln des holländischen Medikaments Depronal® (eine Menge, die 2,25 g Dextropropoxyphenhydrochlorid entspricht) nicht zum Tode führten. Ein weiterer Nachteil besteht darin, daß Dextropropoxyphen ein Ester ist und deshalb in einem alkalischen Milieu rasch zerfallen oder inaktiv werden kann. Das bedeutet, daß man ohne Kontrolle die Substanz wegen des hohen Natriumbarbituratanteils nicht in eine Mischung mit hohem pH-Wert geben sollte.

Es ist noch nicht ganz klar, ob sich oral einzunehmende Barbiturate auch mit anderen Hypnoanalgetika als Dextropropoxyphen kombinieren lassen. Das nur in Holland, Belgien und Skandinavien verkaufte **Benzitramid** scheint in dieser Hinsicht jedenfalls nicht die erste Wahl zu sein, da selbst bei niedrigen Dosen Nebenwirkungen wie Erbrechen auftreten. Außerdem wird es nur langsam und unregelmäßig vom Körper absorbiert und entfaltet erst bei normaler Leberfunktion eine angemessene Wirkung. **Methadon** scheint für eine orale Einnahme besser geeignet, aber bisher liegen nur wenige Erfahrungen darüber vor, wie sich das Mittel bei der Sterbehilfe bewährt hat. So ist auch noch nicht bekannt, ob eine letale Dosis des Präparats möglicherweise zum Erbrechen führt.

Orphenadrin

Die überhöhte Einnahme von **Orphenadrin** (**Norflex**®, **Norgesic**® und andere) führt offenbar häufig den Tod herbei. Wahrscheinlich infolge einer Lähmung des Zentralnervensystems kommt es oftmals bereits zwei bis drei Stunden nach Einnahme des Mittels zu einem lebensbedrohlichen Atemstillstand. Wird der Patient rechtzeitig entdeckt und sachgemäß behandelt, sind bisweilen direkte und indirekte cardiotoxische Wirkungen zu verzeichnen, so daß der Lebensmüde zwölf bis achtzehn Stunden nach Einnahme der Überdosis trotzdem stirbt. Wegen dieser Beobachtungen wird (das in Holland als Disipal vertriebene) Orphenadrin häufig als das für die Sterbehilfe bestgeeignete Mittel bezeichnet. Konkret empfohlen wird in diesem Zusammenhang die Einnahme einer Flüssigkeit, in der ein Barbituratsalz (siehe oben) und Orphenadrinhydrochlorid kombiniert sind. Allerdings liegen mit einer solchen Mischung bisher keine Erfahrungen vor. Die für die Sterbehilfe geeignete Dosis dürfte 3 Gramm betragen.

Ketamin

Auf den ersten Blick könnte man den Eindruck gewinnen, **Ketamin** (in Form eines Hydrochlorids) sei ein geeignetes Mittel, um, intramuskulär injiziert, ein Koma herbeizuführen. Bei Verabreichung einer intramuskulären Dosis von 10 mg/kg Körpergewicht, wie sie zum Beispiel in der Anästhesie üblich ist, setzt die Wirkung nach zwei bis acht Minuten ein und hält etwa 12 bis 25 Minuten vor. Um einen komatösen Zustand zu gewährleisten, sollte man deshalb mindestens die doppelte der für anästhetische Zwecke üblichen Dosis (also 20 mg/kg Körpergewicht) geben. Dies hat allerdings den Nachteil, daß man intramuskulär eine zu große Wirkstoffmenge (30 ml der Injektionsflüssigkeit 50 mg/ml) injizieren müßte. Ein weiterer Nachteil besteht darin, daß der Patient während der Bewußtlosigkeit wach zu sein scheint, daß krampfartige Zustände auftreten können und daß Erwachsene von Alpträumen berichtet haben. Wenn man wünscht, die Sterbehilfe durch einen komatösen Zustand einzuleiten, sollte man vielleicht von Ketamin absehen.

Insulin

Eine parenterale (also den Magen-Darm-Trakt umgehende) Verabreichung einer ausreichend hohen Dosis **Insulin** verursacht ein hypoglykämisches Koma, das zum Tode führen kann. Wie rasch dies geschieht, hängt vom Befinden des Patienten ab. Der Tod tritt jedoch frühestens nach wenigen Stunden, spätestens allerdings erst nach Tagen ein. Die Tiefe des Komas kann variieren und im Lauf der Zeit sogar abnehmen, so daß vielleicht eine weitere Dosis erforderlich wird. Befindet sich der Patient lediglich in einem leichten Koma, können Ruhelosigkeit und schubweise krampfartige Zustände auftreten. Im großen und ganzen kann man deshalb sagen, daß Insulin für die Zwecke der Sterbehilfe ungeeignet ist.

Weitere Wirkstoffe

Wird eine hohe Dosis eines **Digitalisglykosids** oder eines **Betarezeptorenblockers** verabreicht, so kann dies infolge eines kardiovaskulären Schocks zum Tode führen. Allerdings ist diese Wirkung nicht verläßlich prognostizierbar. Es gibt durchaus Patienten, die massive Überdosen beider Präparate überlebt haben. Hohe intravenös verabreichte **Kaliumchlorid**gaben führen häufig zum Herzstillstand, allerdings kann eine solche Injektion sehr schmerzhaft sein. Natürlich sollte man diese Wirkstoffe nicht einem Patienten injizieren, der noch bei Bewußtsein ist. Ihre Verwendung ist durchaus unüblich und wenig empfehlenswert.

Auch **Lidocain** kann in starken Überdosen eine Ateminsuffizienz und einen Herzstillstand auslösen. Man hat nach Gaben dieses Mittels allerdings des öfteren krampfartige Zustände beobachtet, weshalb es als für die Sterbehilfe ungeeignet gelten muß.

Cholinesterasehemmer oder **Anti-Cholinesterase** verhindern einen Abbau des Acetylcholins und verursachen somit eine Stimulation der

Muskarin- und Nikotinrezeptoren. Zu den dadurch ausgelösten Symptomen gehören Krampfzustände der feinfaserigen Muskulatur, die zu einer Lähmung der Atemmuskulatur und zum Atemstillstand führen können. Muskarin führt unter anderem zu Bradykardie (Verlangsamung der Herzschlagfolge) und Veränderungen im EKG. Bei Verbindungen mit zentraler Wirkung kommt es überdies zu krampfartigen Zuständen, so daß Substanzen, die keine vierwertigen Ammoniumgruppen enthalten, vorzuziehen sind. Allerdings wissen wir nicht, ob diese Wirkstoffe sich für die Sterbehilfe eignen.

Spezielle Anwendungsvorschriften

Bestimmte Wirkstoffkombinationen sind für die Sterbehilfe besonders tauglich. Allerdings ist es wichtig, darauf zu achten, daß die Substanzen in einer geeigneten pharmazeutischen Form und korrekt verabreicht werden.

Was die parenteral dargereichten Wirkstoffe anbelangt, so kann man durchaus die marktüblichen pharmazeutischen Produkte verwenden. Allerdings sollte man die auf dem Beipackzettel vermerkten Angaben zur sachgemäßen Aufbewahrung und das Verfallsdatum stets genau beachten. Falls ein Pulver in eine Injektionsflüssigkeit gegeben wird, sollte dies möglichst kurz vor der Anwendung geschehen. Es ist mindestens ein Fall bekannt, in dem ein Sterbehilfeversuch gescheitert ist, weil eine Thiopentallösung nicht frisch zubereitet worden war.

Was die oral und rektal applizierten Wirkstoffe betrifft, so lassen sich die marktgängigen Produkte nur bedingt verwenden, denn:

○ Falls man Barbiturate in ihrer marktüblichen (Tabletten-)Form verwenden möchte, braucht man eine große Menge dieser Präparate. Es empfiehlt sich deshalb, den reinen Wirkstoff als Natriumsalz in ein Getränk zu geben oder in Zäpfchenform zu verabreichen. Hinweise auf die Zubereitung solcher pharmazeutischen Präparate finden sich weiter unten.

○ **Dextropropoxyphen** ist nur in Kapseln mit retardierter Freisetzung (**Depronal**®, **Darvon**®, **Develin**® **retard**) erhältlich. Wegen der Gefahr einer Wirkstoffzersetzung ist es nicht statthaft, den Inhalt solcher Kapseln in ein Getränk zu geben, in dem das Natriumsalz eines Barbiturats enthalten ist. Das nichtpulverisierte Granulat in den Kapseln sollte, am besten mit etwas Pudding oder Joghurt vermischt, separat eingenommen werden.

○ **Orphenadrin** ist in Form von Hydrochlorid erhältlich und kann von Anfang an einem mit Barbituraten angereicherten Getränk zugesetzt werden. Diese Mischung sollte man allerdings frisch aus Pulver zubereiten.

Vorschriften für die orale Anwendung
Nichttherapeutisches Pentobarbital
9 g/100 ml, oral

Rezept:

Pentobarbital-Natrium	9 g
Alkohol	20 g
Aqua purificata	15 ml
Propylenglycol	10 ml
Sirupus aurantii corticis	50 ml
(Orangenschalensirup)	

Zubereitung: Lösen Sie das Pentobarbital-Natrium unter Schütteln in einer Mischung von gereinigtem Wasser, Propylenglycol und Alkohol auf. Fügen Sie dann den Orangenschalensirup hinzu und schütteln Sie das Ganze noch einmal kräftig.

Haltbarkeit: Spätestens einen Monat nach Zubereitung verwenden.

Hinweise: In dieser Konzentration löst sich das Pentobarbital-Natrium in dem Wasser nicht vollständig auf; bisweilen ist auch eine Kristallisation des Pentobarbitals zu beobachten. Die Beimischung der vorgenannten Propylenglycol- und Alkoholmengen scheint diese Erscheinungen jedoch zu verhindern; zugleich fungieren sie als Konservierungsmittel. Bei Zimmertemperatur bleibt die Mischung rund zwei Monate klar; dabei entsteht ein feines Sediment, das sich aber durch Rühren leicht auflösen läßt. Es stammt wahrscheinlich vom Orangenschalensirup. Im weiteren Verlauf kann Kristallisation auftreten.

In *Martindale's Extra Pharmacopeia* heißt es, daß eine zehnprozentige Lösung sich langsam zersetzt. Hochdruck- Flüssigkeits-Chromatographie-Studien haben gezeigt, daß diese Mischung bei Zimmertemperatur mindestens einen Monat lang chemisch stabil bleibt. Pentobarbital-Natrium wird in *Martindale's Extra Pharmacopeia* als eine leicht bittere Substanz beschrieben. Die hohe Konzentration der Substanz in der hier beschriebenen Mischung verursacht einen stark bitteren Geschmack und einen ebenfalls bitteren Nachgeschmack.

Da der pH-Wert der Mischung etwa 9,7 beträgt und Dextropropoxyphen angeblich in einem derart alkalischen Milieu rasch zerfällt, sollte man die Mischung nicht mit diesem Ester anreichern.

Nichttherapeutisches Secobarbital 9 g/100 ml, oral

Rezept	Secobarbital-Natrium	9 g
	Alkohol 96 % v/v	20 ml
	Aqua purificata	15 ml
	Propylenglycol	10 ml
	Sirupus aurantii corticis	50 ml
	(Orangenschalensirup)	

Zubereitung: Das Secobarbital-Natrium unter Schütteln in der Mischung aus gereinigtem Wasser, Propylenglycol und Alkohol auflösen. Den Orangensirup dazugeben und abermals schütteln.

Haltbarkeit: Spätestens einen Monat nach Zubereitung verwenden.

Hinweise: In dieser Konzentration bleibt das Secobarbital-Natrium in dem Wasser nicht vollständig gelöst; bisweilen tritt Kristallisation von Secobarbital auf. Die Beimischung der vorgenannten Propylenglycol- und Alkoholmengen scheint diese Erscheinungen jedoch zu verhindern; zugleich fungieren sie als Konservierungsmittel. Bei Raumtemperatur bleibt die Mischung mindestens einen Monat lang klar; dabei entsteht ein feines Sediment, das sich aber durch Rühren leicht auflösen läßt. Es stammt wahrscheinlich von Bestandteilen des Orangensirups.

In *Martindale's Extra Pharmacopeia* heißt es, daß eine zehnprozentige Lösung sich langsam zersetzt. Hochdruck-Flüssigkeits-Chromatographie-Studien haben gezeigt, daß diese Mischung bei Zimmertemperatur mindestens zwei Monate lang chemisch stabil bleibt. Secobarbital-Natrium wird in *Martindale's Extra Pharmacopeia* als bittere Substanz beschrieben. Die hohe Konzentration des Wirkstoffs in der hier beschriebenen Mischung verursacht einen sehr bitteren Geschmack und einen ebenfalls bitteren Nachgeschmack.

Da der pH-Wert der Mischung etwa 10,1 beträgt und Dextropropoxyphen in einem derart alkalischen Milieu rasch zerfällt, sollte man die Mischung nicht mit diesem Ester anreichern.

Nichttherapeutisches Pentobarbital 9 g/100 ml und Orphenadrin 3 g/100 ml, oral

Rezept: Orphenadrinhydrochlorid   3 g
Pentobarbital-Natrium   9 g
Alkohol 96 % v/v   20 ml
Aqua purificata   15 ml
Propylenglycol   10 ml
Sirupus aurantii corticis   50 ml
(Orangenschalensirup)

Zubereitung: I. Das Pentobarbital-Natrium unter Schütteln in der Mischung aus gereinigtem Wasser, Propylenglycol und Alkohol auflösen. II. Das Orphenadrinhydrochlorid durch Verreiben im Orangensirup auflösen.

Dann Mischung I und Mischung II zusammengeben und kräftig schütteln.

Haltbarkeit: Spätestens drei Tage nach Zubereitung verwenden.

Achtung: Beschriften und vor Gebrauch schütteln.

Hinweise: Wenn die Mischungen I und II zusammengeführt werden, entsteht vermutlich wegen der Orphenadrinbase eine leichte Trübung, die sich während der Lagerung sehr rasch in der oberen Schicht der Flüssigkeit absetzt. Diese Ablagerung läßt sich durch abermaliges Schütteln leicht wieder verteilen.

Orphenadrin hat eine Ätherbrücke und eine Aminogruppe. Wird die Mischung frisch zubereitet, ist diese Substanz in dem alkalischen Milieu (pH-Wert etwa 9,4) stabil genug, um sie etwa drei Tage haltbar zu machen. Von einer zusätzlichen Dextropropoxyphengabe ist abzuraten (siehe auch die Hinweise unter dem Stichwort Nichttherapeutisches Pentobarbital 9 g/100 ml, oral).

Zubereitung und Anwendung
bei rektaler Verabreichung
Nichttherapeutisches Pentobarbital 1 g, rektal

Rezept: Pentobarbital-Natrium   1 g

Adeps solidus*   q.s.**

Zubereitung: Pentobarbital-Natrium verdrängt annähernd 800 mg der Zäpfchenmasse. Das fein pulverisierte Pentobarbital-Natrium mit einer – zuvor auf 40° C erwärmten – gleichgewichtigen Menge Zäpfchenmasse verreiben, bis eine völlig homogene Masse entsteht. Dann den – auf 40 °C erwärmten – Rest der Grundmasse dazugeben. Wenn die Mischung auf 35 ° bis 34 °C abgekühlt ist, unter ständigem Rühren in 2,7-ml-Formen gießen.

Haltbarkeit: Wenn bei Zimmertemperatur gelagert, spätestens zwei Wochen nach Zubereitung verwenden; bei Aufbewahrung im Kühlschrank einen Monat haltbar.

Hinweise: In *Martindale's Extra Pharmacopeia* wird Pentobarbital-Natrium als hygroskopische Substanz beschrieben. Dies und seine alkali-

---

* z. B. Witepsol H15
** In ausreichender Menge

sche Reaktion sind Ursache dafür, daß es während der Lagerung mit der Trägersubstanz des Zäpfchens in Wechselwirkung treten kann. Um herauszufinden, ob diese Tatsache die Freisetzungsrate beschleunigt, hat man den Schmelzpunkt näher untersucht. Wenn das Präparat länger als zwei Wochen bei Zimmertemperatur gelagert wird, verändert sich offenbar das Schmelzverhalten, wohingegen diese Wirkung nach einmonatiger Aufbewahrung im Kühlschrank nicht zu beobachten war.

Nichttherapeutisches Secobarbital 1 g, rektal

Rezept: Secobarbital- Natrium   1 g
Adeps solidus*   q.s.**

Zubereitung: Das Secobarbital-Natrium ersetzt etwa 800 mg der Zäpfchenmasse. Das fein pulverisierte Secobarbital-Natrium mit einer – auf 40° C erwärmten – gleichgewichtigen Menge der Grundmasse verreiben, bis eine völlig homogene Masse entsteht. Dann den ebenfalls – auf 40° C – erwärmten Rest der Zäpfchengrundmasse dazugeben.

Wenn die Mischung auf 35° bis 34° C abgekühlt ist, unter ständigem Rühren in 2,7-ml-Formen gießen.

Haltbarkeit: Wenn bei Zimmertemperatur gelagert, spätestens zwei Wochen nach Zubereitung verwenden; im Kühlschrank einen Monat haltbar.

* z. B. Witepsol H15
** In ausreichender Menge

Hinweise: In *Martindale's Extra Pharmacopeia* wird Secobarbital-Natrium als hygroskopische Substanz beschrieben. Seine alkalische Reaktion ist Ursache dafür, daß es während der Lagerung mit der Grundmasse des Zäpfchens in Wechselwirkung treten kann. Um herauszufinden, ob diese Tatsache die Freisetzungsrate beschleunigt, hat man den Schmelzpunkt näher untersucht. Wenn das Präparat länger als zwei Wochen bei Zimmertemperatur gelagert wird, verändert sich offenbar das Schmelzverhalten, während diese Wirkung nach einmonatiger Aufbewahrung im Kühlschrank nicht zu beobachten war.

Orale Darreichung

Wenn der Sterbewillige keine sofort wirkende Dosis erhält und man vermeiden möchte, daß er einen Teil der Dosis wieder erbricht, sollte man einen Tag im voraus ein Antiemetikum, etwa **Metoclopramid (Paspertin®, MCP-ratiopharm®)** oder **Alizaprid (Vergentan®)** verabreichen. Metoclopramid hat den zusätzlichen Vorteil, daß es die Leerung des Magens beschleunigt, was der Absorptionsgeschwindigkeit des tödlichen Wirkstoffs zugute kommt. Alternativ kann aber auch das Phenothiazin-Derivat **Thiethylperazin (Torecan®)** gegeben werden oder die Butyrophenon-Derivate **Haloperidol (Haldol®)** und **Droperidol (Dehydrobenzperidol®)**. Bei älteren Patienten sollte ferner die Möglichkeit in Betracht gezogen werden, daß unangenehme extrapyramidale Symptome auftreten können.

Die wirkungsvollste Methode der Selbsterlösung ist wahrscheinlich die Einnahme des Inhalts von zwanzig **Depronal**®-Kapseln oder von 46 **Darvon-65**®-Pulverbriefchen (eine Dosis, die 3 g **Dextropropoxyphen** entspricht); diese Wirkstoffe sollte man mit einer Süßspeise oder mit Joghurt mischen. Anschließend sollte man sofort eine 100-ml-Mischung trinken, in der 9 g **Secobarbital-Natrium** oder **Pentobarbital-Natrium** enthalten sind (siehe auch Nichttherapeutisches Secobarbital 9 g/100 ml, oral; und Nichttherapeutisches Pentobarbital 9 g/100 ml, oral). Bei Patienten, die gegen Dextropropoxyphen resistent sind, sollte man zusammen mit der Barbituratmischung *nicht* Dextropropoxyphen verabreichen, sondern vielmehr eine 100-ml-Mischung, in der 9 g Barbiturat und 3 g des Wirkstoffs von **Orphenadrinhydrochlorid** enthalten sind (siehe auch Nichttherapeutisches Pentobarbital 9 g/100 ml und Orphenadrin 3 g/ml, oral). Da wir über die Wirkung des Orphenadrins als Sterbehilfemittel nur wenig wissen, sollte man diese Substanz möglichst zusammen mit Dextropropoxyphen und einem Barbiturat geben und nicht allein Orphenadrin zusammen mit einem Barbiturat.

Intravenöse Verabreichung

Am besten ist es, zur Herbeiführung eines Komas zunächst intravenös 1 g – bei starker Barbituratgewöhnung auch 1,5 bis 2 g – **Thiopental (Nesdonal®)** zu injizieren und dann 45 mg **Alcuroniumchlorid (Alloferin®)** oder 18 mg **Pancuroniumbromid (Pavulon®)** zu verabreichen. Bei einer schweren Hepatitis oder Leberzirrhose sollte man dem **Alcuronium** den Vorzug geben.

Intramuskuläre Verabreichung

Es spricht vieles dafür, daß man die 45 mg **Alcuroniumchlorid (Alloferin®)** oder die 18 mg **Pancuroniumbromid (Pavulon®, Pancuronium »Organon«)** nicht nur intravenös, sondern auch intramuskulär injizieren kann (bei schwerer Hepatitis oder Leberzirrhose wiederum sollte Alcuronium den Vorzug erhalten). Das Problem besteht allerdings darin, daß es derzeit auf dem Markt keine intramuskulär injizierbaren Präparate gibt, die zunächst mit Sicherheit ein Koma herbeiführen. Obwohl es Injektionsflüssigkeiten gibt, die **Phenobarbital** oder **Ketamin (Ketanert®)** enthalten und intramuskulär injiziert werden können, ist das erforderliche Quantum (Dutzende von ml) für eine intramuskuläre Verabreichung zu groß.

Rektale Verabreichung

Die rektal durchgeführte Sterbehilfe hat solch gravierende Nachteile, daß dieses Verfahren nur in Erwägung gezogen werden sollte, falls alle übrigen Methoden sich als undurchführbar erweisen. Ist dies der Fall, so kann man daran denken, Zäpfchen zu verabreichen, die in einer fetthaltigen Grundmasse 1 g **Pentobarbital-Natrium** oder **Secobarbital-Natrium** enthalten (siehe Nichttherapeutisches Pentobarbital 1 g, rektal). In diesem Fall empfiehlt es sich, dem Sterbewilligen drei Suppositorien pro Stunde zu geben. Außerdem muß sichergestellt werden, daß die Körpertemperatur des Patienten stets so hoch ist, daß die Zäpfchen vollständig schmelzen. Ist der Tod nach Verabreichung von fünfzehn Zäpfchen noch immer nicht eingetreten, sollte der Arzt gegebenenfalls ein parenterales Muskelrelaxans injizieren.

ANHANG

Bibliographischer Überblick

Bisher sind in den USA nur drei Bücher über Selbsterlösung und Sterbehilfe erschienen, die in Buchhandlungen und Leihbibliotheken erhältlich sind. Mein Buch *Let Me Die Before I Wake* wurde 1981 von der Hemlock Society veröffentlicht und ist seither jedes Jahr neu aufgelegt worden; 1986 wurde das Werk einer gründlichen Überarbeitung unterzogen. Es berichtet von Menschen, die ihrem Leben selbst ein Ende gesetzt haben, und enthält genaue Wirkstoffdosierungen und andere Details.

1982 erschien im Verlag Éditions Alain Moreau in Paris das Buch *Suicide. Mode d'Emploi* von Claude Guillon und Yves Le Bonniec. Es wurde auch ins Deutsche übersetzt und fand in beiden Ländern weite Verbreitung. Es befaßt sich hauptsächlich mit der Rolle der Selbsttötung in der französischen Geschichte und den politischen Folgen. Die Dosierungsangaben sind den Publikationen der britischen EXIT-Bewegung, der amerikanischen Hemlock Society und der holländischen Gesellschaft für freiwillige Euthanasie entnommen.

1983 publizierte der Verlag Anthos in den Niederlanden Klazien Sybrandys und Rob Bakkers Buch *Zorg jij dak ik niet meer wakker word?* (Sorgt ihr dafür, daß ich nicht mehr erwache?) Es berichtet in erster Linie über Frau Sybrandys langjährige Sterbehilfeerfahrungen. Tödliche Dosierungen und die korrekte Form der Verabreichung der Mittel sind ebenfalls detailliert dargestellt.

Wenigstens fünf Sterbehilfegesellschaften haben eigene Broschüren herausgebracht, in denen Methoden des Freitods dargestellt werden, verkaufen die Hefte allerdings nur an Mitglieder. Man findet diese Veröffentlichungen deshalb weder in Buchläden noch in Bibliotheken. Die erste wurde von dem im Ruhestand lebenden Arzt Dr. George B. Mair verfaßt und 1980 unter dem Titel *How To Die With Dignity* von der schottischen Sterbehilfegesellschaft EXIT (heute als Schottische Gesellschaft für freiwillige Sterbehilfe bekannt) herausgegeben. Eine überarbeitete Ausgabe wird bis heute an Mitglieder verkauft. 1980 druckte die britische EXIT *A Guide To Self-Deliverance* (ohne Nennung eines Autors) und verkaufte es einige Monate lang an Mitglieder. Nachdem ein Gerichtsurteil ergangen war, das für den Fall, daß das Buch in Zusammenhang mit einem Selbstmord Verwendung finde, strafrechtliche Konsequenzen androhte, stoppte EXIT den Verkauf. (Nach englischem Recht ist nicht nur die Beihilfe zur Selbsttötung strafbar, sondern auch die Herausgabe von Publikationen, die sich mit entsprechenden Techniken beschäftigen.)

1982 wurde in Frankreich das Buch *Autodélivrance* (Selbsterlösung) veröffentlicht. Der Verfasser war der im Vorjahr an Lungenkrebs verstorbene Michel L. Landa, der Gründer der Association pour le Droit de Mourir dans la Dignité (Vereinigung für das Recht, in Würde zu sterben). Das Büchlein wird nur an ADMD-Mitglieder weitergegeben. Auch die Deutsche Gesellschaft für Humanes Sterben (Augsburg) und die belgische Sterbehilfegesellschaft RWS haben für ihre Mitglieder Sterbehilfehandbücher herausgebracht.

Die einzige von einem praktizierenden Arzt zu diesem Thema verfaßte Broschüre ist Dr. Pieter V. Admiraals *Justifiable Euthanasia. A Manual for the Medical Profession,* das von der Holländischen Gesellschaft für freiwillige Sterbehilfe in Amsterdam veröffentlicht worden ist. Der 1983 auf Holländisch und 1984 in einer englischen Übersetzung erschienene Leitfaden befaßt sich fast ausschließlich mit tödlichen Dosierungen pharmazeutischer Präparate.

Ich möchte mich bei den Verfassern aller bisher erschienenen Bücher und bei allen Sterbehilfeorganisationen bedanken, ohne deren Vorarbeit ich *In Würde sterben* wohl kaum hätte schreiben können.

Weiterführende Literatur

Es gibt heutzutage auf dem Markt viele gute Bücher über Sterben und Tod. Die folgenden, nach Oberbegriffen geordneten Werke bieten dem Leser nach meiner Auffassung die beste Hilfestellung:

Fallgeschichten

Humphry, Derek *Jean's Way*. Hemlock Society 1978; *Kurzes Leben – Langes Sterben? Der Weg, den Jean Humphry ging*. Oldenburg 1984
Rollin, Betty *First You Cry*. New York 1977
– *Last Wish*. New York 1987
Wertenberger, Lael *Death of a Man*. New York 1957

Geschichte und Ethik

Alvarez, A. *The Savage God. A Study of Suicide*. New York 1976
Fletcher, Joseph *Morals and Medicine*. Boston 1954
Humphry, Derek; Ann Wickett *The Right To Die. Understanding Euthanasia*. Hemlock Society 1989
Maguire, Daniel C. *Death By Choice*. New York 1975

Freitod im Alter

Humphry, Derek (Hg.) *Compassionate Crimes, Broken Taboos*. Hemlock Society 1980
Portwood, Doris *Common Sense Suicide. The Final Right*. Hemlock Society 1980
Wickett, Ann *Double Exit. When Aging Couples Commit Suicide Together*. Hemlock Society 1988

Religion

Larue, Gerald A. *Euthanasia and Religion.* Hemlock Society 1985

Bibliographie

Voluntary Euthanasia. A Comprehensive Bibliography. Zusammengestellt von Gretchen Johnson. Hemlock Society 1988

Gesetzesreform

Risley, Robert L. *Death With Dignity. A New Law Permitting Physician Aid-in-Dying.* Hemlock Society 1989

Bestattungszeremonien

Morgan, Ernest *Dealing Creatively With Death. A Manual of Death Education and Simple Burial.* Kann über die Hemlock Society bezogen werden

Theaterstücke

Clark, Brian *Whose Life is it Anyway?* New York 1980
Holingbery, Vilma *Is This the Day?* Hemlock Society 1990

Romane

Barnard, Christiaan *In the Night Season.* Prentice Hall, New Jersey 1978

Segal, Erich *Love Story.* Hamburg 1971, München 1988

West, Jessamyn *The Woman Said Yes.* New York 1976

Entwurf der Hemlock Society für ein Gesetz zur Gewährleistung eines würdigen Todes

○ Dieses Gesetz würde es einem zurechnungsfähigen unheilbar kranken Erwachsenen gestatten, unter sorgfältig definierten Bedingungen um ärztliche Sterbehilfe zu bitten.

○ Es schützt den Arzt, der auf Ersuchen des Patienten aktiv wird, vor strafrechtlichen Konsequenzen.

○ Es gestattet dem Patienten, einen Bevollmächtigten zu ernennen, der befugt ist, alle die den Zustand des Kranken berührenden Entscheidungen zu treffen und die Abschaltung lebensverlängernder Geräte zu verlangen. Er ist auch berechtigt, im Namen des Patienten um Sterbehilfe zu bitten, sollte dieser sein Urteilsvermögen einbüßen.

○ Es verlangt, daß die vom Bevollmächtigten getroffene Entscheidung von einem hospitalinternen oder einem anderen Ethikkomitee überprüft wird, bevor der Arzt Maßnahmen ergreift.

○ Möchte ein voll zurechnungsfähiger Erwachsener die gesetzlichen Rechte in Anspruch nehmen, muß er zuvor eine Death-with-Dignity-Verfügung (DDA) unterzeichnen, also eine Erklärung, daß er in Würde sterben möchte.

○ Das Gesetz gestattet jederzeit den Widerruf dieser Verfügung.

○ Es verlangt, daß Krankenhäuser und andere Gesundheitseinrichtungen den einzelnen Fall genau dokumentieren und dem Gesundheitsministerium nach dem Tod des – anonym bleibenden – Patienten Bericht erstatten.

○ Es gestattet dem behandelnden Arzt, mit Zustimmung des Patienten eine psychiatrische Untersuchung anzuordnen, falls auch nur die geringsten Zweifel an der Zurechnungsfähigkeit des Sterbewilligen bestehen.

○ Das Gesetz verbietet es, einem Patienten, der nicht bei klarem Bewußtsein eine entsprechende schriftliche Verfügung unterzeichnet hat, lediglich deshalb Sterbehilfe zu geben, weil er anderen zur Last fällt oder weil er unzurechnungsfähig oder unheilbar krank ist.

○ Es verbietet ferner, einen anderen zum Freitod zu ermutigen, anzustiften oder ihm dabei behilflich zu sein. Ein solches Verhalten bleibt auch nach dem hier vorgeschlagenen Gesetz strafbar.

○ Außerdem verbietet es, daß ein naher Freund oder Angehöriger oder ein Fremder einem unheilbar Kranken Sterbehilfe leistet.

○ Es untersagt weiterhin Sterbehilfe für Kinder, Unzurechnungsfähige oder Menschen, die nicht freiwillig und bei klarem Verstand in Gegenwart eines Zeugen eine entsprechende Verfügung ausgefüllt und unterzeichnet haben.

○ Die Entscheidung über das Sterbehilfeersuchen soll allein dem Patienten und seinem Arzt vorbehalten sein und aus gerichtlichen Auseinandersetzungen herausgehalten werden.

○ Das Gesetz enthält besondere Schutzbestimmungen für Patienten in Pflegeheimen.

○ Es erlaubt Ärzten, Pflegern und Privatkrankenhäusern, das Sterbehilfeersuchen eines Patienten abzulehnen, wenn die medizinischen Fachkräfte oder die Leitung des Krankenhauses die Sterbehilfe aus moralischen oder ethischen Gründen ablehnen.

Die Hemlock Society

Motto: »Ein gutes Leben und ein guter Tod«

Die 1980 in Los Angeles gegründete Hemlock Society, die sich in der Öffentlichkeit für das Recht unheilbar kranker Menschen einsetzt, freiwillige Sterbehilfe zu verlangen, hat heute 38 000 Mitglieder und unterhält siebzig Regionalbüros.

Obwohl von dem Engländer Derek Humphry gegründet, ist die Hemlock Society eine durch und durch amerikanische Organisation. Weitere Gründungsmitglieder der Gesellschaft waren Ann Wickett, Gerald A. Larue und Richard S. Scott.

Hemlock gibt ein Mitteilungsblatt und Bücher heraus, organisiert Konferenzen, unterstützt Forschungsvorhaben, produziert Schulungsvideos und veranstaltet öffentliche Versammlungen. All diese Aktivitäten haben den Zweck, in der Öffentlichkeit das Bewußtsein dafür zu schärfen, daß unheilbar Schwerstkranke das Recht haben müssen, auf die von ihnen gewählte Art und Weise freiwillig aus dem Leben zu scheiden.

Schwesterorganisationen der Hemlock Society haben bereits Versuche unternommen, eine Gesetzesreform auf den Weg zu bringen. So hat etwa die Bewegung Americans Against Human Suffering 1988 die Initiative zu einem Volksbegehren ergriffen, konnte allerdings wegen mangelnder

Organisation nicht genügend Unterschriften zu-
sammenbringen. Und im Staat Washington hat
sich Anfang November 1991 gerade nur eine
knappe Mehrheit der Bevölkerung gegen eine Ge-
setzesinitiative der Hemlock Society ausgesprochen.

Das gemeinsame Ziel dieser Gruppen ist die
Durchsetzung eines Gesetzes zur Gewährleistung
eines würdigen Todes, das die ärztliche Sterbehilfe für unheilbar Schwerstkranke legalisieren
würde. Kostenlose Informationen erhalten Sie
von der:

Hemlock Society
P O Box 11830
Eugene, Oregon 97440, USA
Telefon: 001 503/342–5748